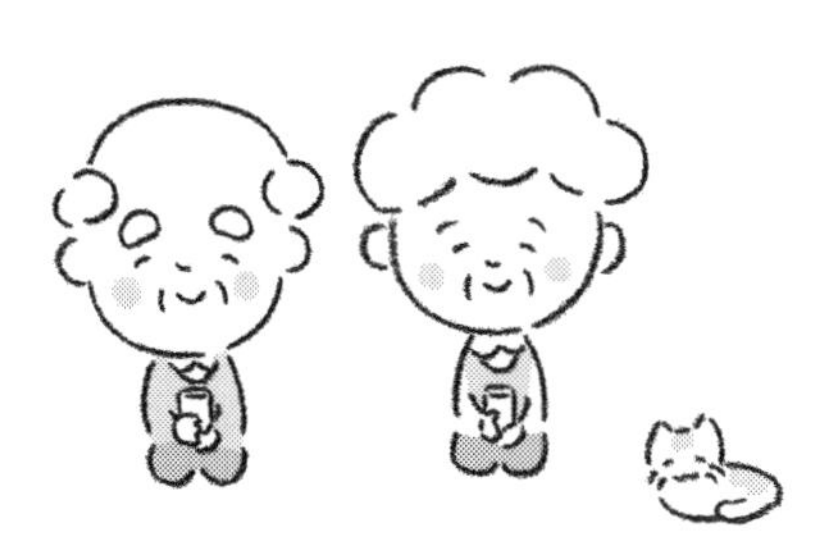

ボケ日和（びより）

わが家に認知症がやって来た！
どうする？ どうなる？

長谷川嘉哉
イラスト 矢部太郎（カラテカ）

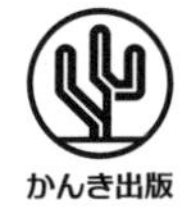

かんき出版

はじめに

「あんな大事なこと、なんで誰（だぁれ）も教えてくれんのですか？」


突然、背後から声をかけられて、私は振り返りました。

見ると、60代くらいの小柄な女性が立っています。

その口元には「とりあえず」といった感じの笑みが浮かんでいますが、こわばった首のあたりに、なんだか怒りが滲んでいるような気がします。

マズイ、何か怒られるようなことを言ったかな……。

文句を言われるんじゃないかと思って、私は内心、ドキドキしていました。


2017年の春。

その日、認知症の専門医である私は、岐阜県土岐市の市民ホールで、認知症についての講演を行っていました。

お題は「どうして教えてくれないの！　認知症は知っていることが大切です」。

ごく基本的な認知症の知識に加えて、日頃からこまめにメモした認知症ネタにブラックユーモアをちりばめ、来てくださったみなさんに惜しみなく披露します。そのため、1000人ものお客さんであふれた会場では、ドカンドカンと笑いが湧き起こります。

毎回ほとんどお笑いと化す私の講演会は、地元のアラ還（アラウンド還暦。だいたい60歳）以上の方にちょっとした人気があります。

女性に声をかけられたのは、その帰り道。

「講演を聞いてくれた方ですか？　あんな大事なことって、何がです？」

私は恐る恐る聞きました。

「何って、モノ盗られ妄想のことですよ！」

と女性は言います。

モノ盗られ妄想とは、認知症で出てくる症状のひとつで、患者さんが「財布を盗られた」「年金を盗まれた」などと思い込む妄想のこと。

この女性は長年、認知症のお義母さんを介護していたそうで、モノ盗られ妄想が出てきたお義母さんに「アンタ、私のお金、盗ったやらぁ」「この泥棒が！」と何度も激しくなじられたのだそうです。

実は、このモノ盗られ妄想、患者さんのお世話を一番している方、つまり患者さんがもっとも頼りにしている方に対して出てくるという、非常にハタ迷惑な特徴があります。

私が講演でしたモノ盗られ妄想の話というのも、そんな内容だったのですが……。

「いやもう、それ聞いて、なんやか胸をドン！と叩かれたような気がして。息がとまるかと思いましたわ」

とその女性。

「だって私、ずっとお義母さんに憎まれとると思っとったんですよ」

なぜって、認知症患者さんが怒るときの剣幕というのは、ものすごいですからね。

介護者さんがそう感じてしまうのも、無理はないかもしれません。

「なんで一番お世話してる私が憎まれるんかと思ったら、心がスッと冷えてしまってね。もう二度とお義母さんの前では心を開かん。そう思って、ホントに亡くなるまで、ずっと心を閉じとったんですよ。お世話自体はしとったけど……」

その女性は続けます。

「知っとれば……もうちょっとお義母さんに優しくできたかもしれんね。そう思ったらもう、切なくて切なくて。ねぇ先生、なんでそんな大事なこと、はじめに誰(だぁれ)も教えてくれんのです?」


なんでって言われても……。

そう言われれば、なんでだろう?

以来、その女性の言葉が頭から離れなくなりました。


今さらですが自己紹介をさせていただくと、私は認知症の専門医です。

クリニックがあるのは岐阜県土岐市。この場所で、認知症患者さんの初期の診断から、在宅での看取りまでを行って、21年ほどになります。

ちなみに土岐市は、NHKの大河ドラマ『麒麟がくる』の主人公、明智光秀にゆかりが深い土地として名高いところ。美濃焼の産地としても知られていますから、ご存じの方も多いんじゃないでしょうか。

この土岐市内を中心に、クリニックの他にも、高齢者介護施設やリハビリ施設を運営しています。さらに市内にあるグループホームなど16の高齢者施設の協力医もしています。

とにかく朝から晩まで、認知症患者さん漬けの毎日です。

そんな私にとって、認知症の話というのは当たり前すぎて、講演の依頼でもない限り、わざわざすることでもなかったのです。


「いや、当たり前じゃないですよ。知りませんでしたよ、そんなこと」

私がその女性の話をすると、知り合いの編集者さんが言いました。

編集者さんのご両親は、共に80代。

今のところ認知症の症状はなく、毎日、元気でお過ごしだそうです。

「だけどこの先、もし親が認知症になったらと思うと……。夜も眠れないくらい、不安になることがあって」

編集者さんが続けます。

「だって、今のところ認知症を治す薬はないんですよね？　ということは、どんどんボケておかしくなっていく親に振り回されっぱなしになるわけでしょう？　しかも、そんな介護生活がいつまで続くかわからない。私には親を施設に預けるだけのお金もないから、今の仕事も辞めてつきっきりで面倒みなきゃいけないでしょうし……」

矢継ぎ早にそんなことを言われて、私のほうが驚きました。

え、なんでこの人、豊富な知識がウリなはずの編集者なのに、こんなに認知症のことを知らないんだろう？


今のところ認知症を治す薬はない？　確かに、おっしゃる通りです。

でも、介護者さんがもっとも困る、患者さんの「怒りっぽさ」を抑えられる薬はちゃんとあります（認知症介護で困るのは、もの忘れではなく、実は患者さんの怒りっぽさです）。

介護生活がいつ終わるかわからない？　これも、確かにその通りです。

認知症の介護期間は平均で6～7年。長いケースだと10年以上になることもあります。

ただし、暴言、暴力、妄想、徘徊など、介護するのが非常に困難な症状は、長くても1〜2年しか続きません。

認知症介護にはお金がかかる？　これも、まぁ、その通りです。

しかし、今は国の介護保険制度がありますから、デイサービスやショートステイなど介護サービスの利用料のすべてを自己負担する必要はありません。それに、介護サービスの利用料が一定の上限を超えた場合は、払い戻しが受けられる制度（高額介護サービス）もあります。

こうした制度をうまく活用して、仕事を辞めずにうまくお世話をこなしている介護者さんが、今はとてもたくさんいるのです。

だとしたら、認知症介護の何がそんなに怖いんですか？

私がそう聞くと、編集者さんはやっぱり言うのです。

「だから先生……なんでそんな大事なことを、早く教えてくれないんですか！」

最近、同じように怒られることが増えたので、これから認知症のあれこれについてお伝えしようと思います。

なぜならみなさん、驚くほど認知症のことを知らないからです。

例えば、みなさんは認知症といえばまず「もの忘れ」で困ると思うのでしょうが、実は、うちのクリニックに来る方で、「もの忘れを治してください」という患者さんやご家族はあまりいません。もの忘れではさほど困らないからです。

では、患者さんやご家族がどうしたいのかというと、まず、認知症になったらどうなるかを知りたい、どうすればいいのかを知りたいのです。

超高齢化が進む日本では、「自分がボケるかもしれない」という恐怖や、「親がボケたらどうしよう」という恐怖から、誰も逃れられません。

厚生労働省の予想では、２０２５年には、65歳以上の5人に１人が認知症になるといわれています。また、東京都健康長寿医療センター研究所の調査では、今の90代の６割が、１００歳以上の６~７割が認知症であることもわかっています。

だからこそ、みなさんに知っていただきたいのは、認知症がどんなふうに進行するか。

そして、認知症患者さんの最期はどうなるのか、ということです。

意外なことに、たった今、認知症患者さんの介護をしている方でも、認知症がどんなふうに進行するか、あまりご存じないことがあります。そうした方は、「臭いものには蓋」の心境で、知りたくないことから目をそむけてしまうんでしょう。

でも、認知症がどんな病気かを知っていれば、モノ盗られ妄想で心を傷つけられた女性のように、少なくとも介護者さんが必要以上に患者さんを恨むことはないはずです。

あれ以来、私は、ご家族の中で一番介護を頑張りそうな方を見ると、「あなた、この先、必ず患者さんに、『私のお金、盗ったでしょう！』って言われますよ」と前もってお伝えしています。すると、どうなるか？

後日、その介護者さんが付き添いでクリニックにいらしたときに、「先生、ホントに言われました！『アンタ、お金盗ったやらぁ』って」とちょっと笑いながら報告してくれるのです。

芸人さんのお笑いライブで「来るぞ、来るぞ」とお約束のネタを待っていたら、とうとう来た！どっかーん！……という感じに近いのではないでしょうか。

同じように、服が上手に着られなくなる「着衣失行」や、どこかに帰りたがる「帰宅願望」など、それなりに深刻な認知症の症状が出てきても、事前に「来る！」とわかっていれば、不思議と少し笑えます。

そう、笑えると、介護ってけっこうなんとかなるんです。

認知症がどう進行するかを知っていると、患者さんにギョッとするような症状が出てきても、介護者さんは余裕をもって対処ができます。ときどき、笑えます。すさみがちになる心を守れます。

まずは、患者さんよりも、介護者さんの心身を守ること。

ご家族に認知症の方が出てきたとき、これが一番大切なことだと私は思っています。

講演会でそう言うと、「患者さんより、家族が優先なんですか？　先生はあまり、患者さんのことを考えていませんね」と、また怒られてしまうんですが……。

実際、そうかもしれません。

認知症患者さんよりも、介護家族に重きをおいてしまいます。

なぜなら、私も元・介護家族だからです。

私の父方の祖父は認知症でした。

元・銀行員の祖父は、ソロバンの有段者でもあり、銀行でもかなり出世した人物です。当時、入行してきた新人は、全員、祖父のソロバンの講義を受けたんだとか。それくらい、人に頼られる、シャッキリした人物だったわけです。

ところが定年後、連れ合いである祖母をくも膜下出血で突然亡くしてから、祖父は少しずつおかしくなっていきました。

ごはんをものすごくたくさん食べたかと思えば、少し経つと食べたことさえ忘れてしまう。祖父が入ったお風呂には、トイレットペーパーが浮かんでいる。おしりにトイレットペーパーをくっつけたまま湯船に入ってしまうんですね。残り湯に便が浮かんでいることもありました。

当時のわが家の家族構成は、68歳の祖父、40歳の父、38歳の母、14歳の姉、そして10歳の私。

仕事が忙しい父に代わって、一人で祖父を看ていたのは母でした。

当時はデイサービスやショートステイなど患者さんを一時的に預かってもらえるサービスもありませんでしたから、母のストレスは相当なものだったろうと思います。そのせいか、よく父と夫婦喧嘩していたことを覚えています。

次第に家の中はギクシャクしてくるし、祖父がいるために我が家は旅行もできなくなりましたから、私の腹の中に少しずつ、祖父を疎ましく思う気持ちが芽生えていったのも事実です。

気づけば、家の中から笑い声は消えていました。

「誰もかまってくれない……」

そんなとき、祖父がポツリとこぼしたひと言は忘れられません。

父は働き盛り、子どもたちは育ち盛り。そんな家族と祖父の面倒を見ていた母は輪をかけて忙しく、祖父をしょっちゅうかまうことはできませんでした。同じ家で暮らしていても、一人取り残されたようになっていた祖父は、おそらくとてもさびしかったはずです。

認知症を発症してから6年ほどして、祖父は亡くなりました。何が原因ということもなく、命のろうそくが消えていくような亡くなり方だったと思います。

祖父を失くした私の心には、強い後悔の念が芽生えました。

「もっとじいちゃんに、してあげられることがあったんじゃないか？　かまってあげることができたんじゃないか？」

その後悔がずっと胸にあり、私は認知症の専門医になりました。

ボケたじいちゃんが、私に白衣を着せてくれたのだと思っています。


認知症患者の家族だった私が、何より強く感じていること。

それは、介護者の心と生活に余裕がなければ、患者さんを笑顔にすることはできないということです。

近頃は人権意識への配慮から、介護の世界でも「患者さんファースト」が当たり前の流れになっていますが、私はそうした風潮が嫌いです。

だって、守る側の人間に余裕がなければ、結局は守られる側の患者さんだって幸せになれんでしょう。

まずは、介護者が心身を守る余裕を持てるようにすること。

患者さんのことを考えるのは、その次です。

その順番をはき違えてはいかん、と思うのです。


認知症の介護家族だって、毎日笑っていいんです。

休んでいいいし、仕事に行っていいいし、遊びに行っていいいんです。

というより、患者さんのためにも、そうしなければいけません。

そこを上手にこなしてもらうために、この本を書きました。

認知症介護にしんどさはつきものです。それでも、はじめに知っていればしなくて済む苦労というのが、認知症介護には実はたくさんあります。そうした知識を事前に得ておくということは、ボケてしまったあなたの大切な家族を、介護疲れの果てに憎まずに済むということです。最期のときに、笑顔で見送れるということです。

いざというときの力の抜き方を知っていれば、いつの日か家族がボケても「今日はポカポカとあったかくて、ボケ日和だねぇ」なんて、親子でのんびり言い合える日がくるかもしれません。

ちょっとした知識を持っていれば、それはきっと、難しいことではないのです。

本書では、認知症の進行段階を「春」「夏」「秋」「冬」の4つの章に区切って、各段階で患者さんにどんな症状が表れるかを記しました。

各章には、私がこれまで医療現場で出会った、たくさんの患者さんとご家族に仮名でご登場いただいていますが、あなたはすぐに気づくはずです。

これは、あなたと、認知症になったあなたの大切なご家族の物語でもある、ということに。

今から、あなたたちご家族の物語を始めようと思います。

心の準備はいいですか？

２０２１年４月

長谷川嘉哉

ボケ日和(びより)

わが家に認知症がやって来た！　どうする？　どうなる？

もくじ

第1章 ちょっと変な春【認知症予備軍】

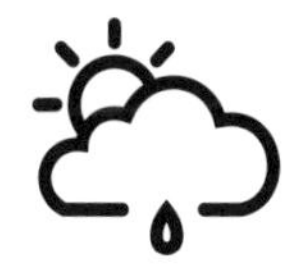

第2章

かなり不安な夏【初期・軽度】

第3章 困惑の秋【中期・中等度】

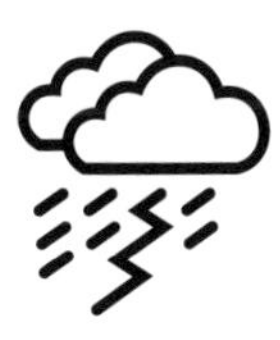

第4章 決断の冬【末期・重度】

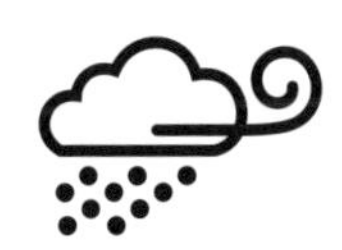

カバーデザイン　井上新八
イラスト　矢部太郎（カラテカ）
本文デザイン・ＤＴＰ　佐藤千恵
編集協力　杉本尚子
素材提供：Isaac Zakar/Shutterstock.com

第1章

ちょっと変な春

【認知症予備軍】

歳をとって頑固になった。
怒りっぽくなった。
車の運転が下手になった――。

春の草木が音もなく芽吹くように、
認知症の気配も、そっと芽を出します。

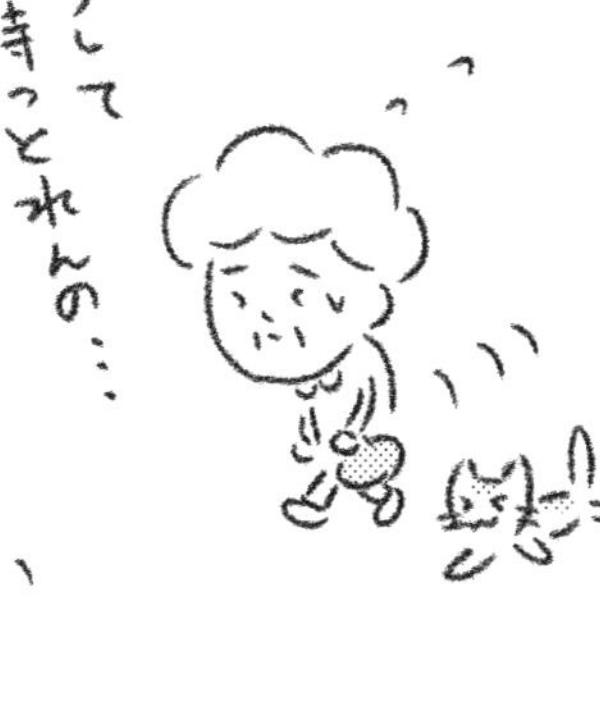

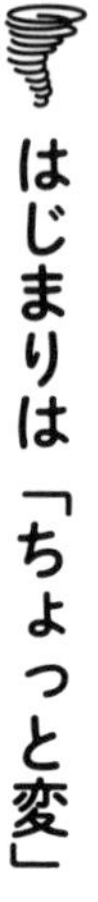

はじまりは「ちょっと変」

「昨日は冷蔵庫に入れ歯、その前は電子レンジにお寿司が入っとったんです」

それは、空気にひんやりとした冷たさが残る、春の初めのこと。

暖房の効いた診察室の中、不安そうに視線をさまよわせる80代のミカミさんの横で、緊張した面持ちの娘さんが言いました。

なるほど、今日は冷蔵庫に入れ歯かぁ――。

私はウンウンと小さくうなずきます。

こんなことを言うと「不謹慎な」と眉をひそめられるかもしれませんが、認知症専門のクリニックをやっていると、毎日が「今回はそう来たか！」と思わず膝を打ちたくなるエピソードの連続です。

私の祖父もそうでしたが、認知症患者さんは、ときに思ってもみないようなユニークなふるまいを見せてくれます。

あるときはクシとまちがえて歯ブラシでスイスイと髪を梳いてみたり、またあるときは「タケノコだ」と言い張ってすっかり成長した青竹を煮てみたり、セーターをズボンのように「よっこらしょ」と脚に穿いてみたり。

これがテレビのコントなら思わず笑ってしまうところですが、現実に何度も続くとなると、そう笑ってもいられません。

このときの娘さんも、心配そうに続けました。

「あの……うちの母、認知症じゃなぁでしょうか？」

そこで、ミカミさんにはさっそく、「ミニメンタルステート検査（ＭＭＳＥ検査）」を受けてもらいました。これは、広く流布している認知症の検査です。

検査では、認知症になると低下する記憶力、計算力、言語力、見当識（現在の日時や、自分がどこにいるかなどを理解する能力）の程度を、11の質問に答えてもらうことでチェックします。テレビの情報番組で取り上げられることも多いので、最近ではみなさん、このテストのことをよく知っているようです。

おそらく、ミカミさんもご存じだったんでしょう。意気込みはかなりのもので、「自分が認知症ではないと証明してほしい」という気持ちが、ひしひしと伝わってきます。

「ではまず、１００から7を引いた数を言ってください」

私が聞くと、握りしめたこぶしにグッと力を入れて、間髪をいれずに「93！」と答えます。

「では、そこからまた7を引くといくつですか？」

「………86！」とミカミさん。

このやりとりを5回繰り返すのですが、認知症を発症すると、5回連続で正解するのは難しくなります。しかし、ミカミさんは無事クリア。続く質問にもハキハキと答え、30点満点中28点という高得点を叩き出しました。かたわらで見ていた娘さんは、「いつもはこんなにシャッキリしとらんのに……」と苦笑いしています。

こんなふうに、ご家族が「最近、うちの親は何かおかしい」と思っても、ミニメンタルステート検査を難なくクリアしてしまう方もいます。

その場合は、脳の前頭葉機能をチェックする「ＦＡＢ検査」も受けてもらいます。やや難しい分、いち早く認知症の気配がわかる検査です。

これらの検査結果と、CTの脳画像を照らし合わせて、私が下した診断は「早期認知障害」でした。

早期認知障害（MCI：Mild Cognitive Impairment）とは、認知症の一歩手前のこと。日常生活に支障が出るほどではないけれど、認知機能が低下している状態のことです。

MCIの約4割の人はこの状態でとどまりますが、放っておくと5年以内にだいたい5割が認知症に進むという報告もあります。このことから、MCIの方のことを「認知症予備軍」と呼ぶこともあります。

65歳以上のMCIの方の数は、日本では約400万人。実に6人に1人という高い割合です。ただ、私が診察している印象では、もっとずっと多い気がします。

それくらいMCIは、高齢者にとって身近な存在なのです。

このMCIの患者さんの特徴をひと言で言えば、「ちょっと変」。

「すごく変」ではないところがポイントです。

患者さんはこれまでどおり家事や仕事はこなせますし、難しい本や新聞を読むこともできます。慣れている人ならパソコンやスマホの操作もお手のものでしょう。

でも、家族からすると、「あれ?」ということが増えてくる。

ミカミさんのように、冷蔵庫や電子レンジに意外なものを放り込んで忘れてしまうのも、そんな「あれ?」のひとつです。

そして、のちに多くのご家族が、「なぜ、あのとき親の異変に気づかなかったのか……」と悔やむタイミング。それが、このMCIの時期です。

なぜなら、認知症は今のところ治らない病ですが、MCIの段階で薬物治療や脳リハビリを行えば、認知症へ進むのを止められることがあるからです。

待つことが難しくなってくる

シノザキさんは70代の男性で、以前は農協の職員だった方です。

少し前にMCIの診断となり、現在は経過観察で通院されています。

実は、シノザキさんのようにMCIの段階で来院される患者さんは、とても少ないのが現状です。

というのも、先ほどもお伝えしたように、この段階の患者さんは、日常生活は問題なく送れます。そのせいでうっすらと表れている認知症の「前ぶれ」に、ご家族はたいてい気づきません。

そうした前ぶれのひとつが、例えば、もの忘れです。

ものの名前を忘れる、会話の最中に何を話していたか忘れる、買い物に行ったのに何を買うのかを忘れてそのまま帰ってくる。そんなことが少しずつ増えてくる。

あるいは、ものの置き場所やしまい場所をやたらと忘れてしまう。メガネをどこかに置き忘れてしょっちゅう探していたり、いつもはタンスの引き出しにしまう洗濯物を押し入れに戻してみたり……。

ミカミさんの「冷蔵庫に入れ歯」も、もの忘れの延長で起こったことだと思います。

こうしたことをまとめてみると、明らかにおかしいわけですが、そのうちのひとつ、ふたつが、ちょくちょく起こるだけなら、ほとんどの人は「まぁ、ちょっと変だけど、そういうこともあるかな」と思う程度ではないでしょうか。

だから、見逃されるのが普通です。


ところが、シノザキさんの場合は違いました。

奥さんが、ある前ぶれに気づいたのです。

「最近うちのお父さん、ちょっと変なんですよ。もともともの静かでニコニコしとる人なんですけど、このごろやたらとイライラして、ひどいときは大声で怒鳴って。……もしかして、頭に何か問題があるんじゃないでしょうか」

初診の付き添いで一緒にいらした奥さんが言いました。

「そうですか。もしかするとお父さん、以前から、待てなくなっていませんか？」

私が聞くと、奥さんは「ほういえば……」と次のようなことを話しだします。

一緒に買い物に行こうとなっても、奥さんの支度を待っていられず、イライラして「早よしろ！」と怒りだす。

スーパーに行けば、奥さんがまだ野菜や魚を見ているのに、一人でどんどん先に行ってしまう。

旅行をしても、自分の見たいところを見たら、さっさと次へ行ってしまう。「ちょっと待っとって、もうちょっとゆっくり見よう」と奥さんが言っても、「もうええやら、行くぞ！」と聞く耳を持ってくれない。

「この前なんて、久々に私の妹夫婦が遊びにきてくれたもんで、近所で外食したんですけど……この人、自分が食べ終わったら、『行くぞ』って一人で帰ろうとしたんです。さすがにあのときは、『まだみんな食べとるやらぁ！　どうして待っとれんの？』と私が怒りましたけど」と奥さん。

やっぱり、と私は思いました。

ＭＣＩでは、理性や判断をつかさどる、脳の前頭葉の機能が低下します。

そのせいで、シノザキさんのように衝動を抑えるのがニガテになり、自分の好き勝手なふるまいをしたり、思い通りにならないとイライラして怒りだすことが増えます。

そして、実際に検査したところ、シノザキさんはやはりＭＣＩだったのです。

とはいえ、待てなくなったり、イライラして怒りだしたりするのが、認知症の前段階だなんて、普通は誰も思いません。せいぜい「歳をとって頑固になったなぁ」と思うくらいではないでしょうか。そう思って、たいていの方は、実は見えている認知症の気配を見過ごします。

でも、シノザキさんの奥さんには、ご主人の「ちょっと変」を、「認知症や、脳の他の問題のせいかもしれない」と疑える知識がありました。だから、ＭＣＩの段階で、ご主人を受診させることができたのです。

すごいな、奥さん。よく気づいたなぁ。

私はひどく感心しましたが、実は、土岐市では年々、この段階で受診してくださる方が少しずつ増えています。

それは、私が地元の講演会などで、積極的にＭＣＩの情報を発信していることの効果なんじゃないか……とひそかに思っているのですが、どうでしょうか。

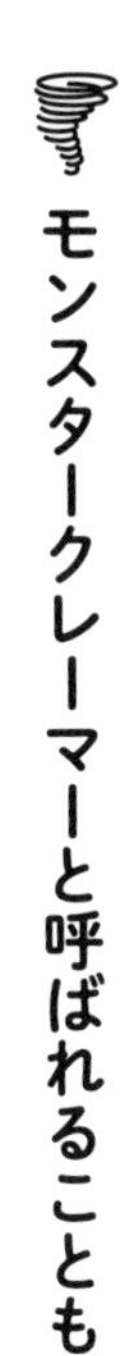

モンスタークレーマーと呼ばれることも

講演会といえば、少し毛色の変わったところでは、地元の信金の方向けにお話をさせていただいたこともあります。

このときのテーマも、もちろん認知症。

ＭＣＩについてもお話ししました。

「ＭＣＩの方って、待てなくなるんですよね。……じゃあ、あれもそうなんでしょうか？」

講演を終えたあと、信金の方との雑談で、こんな質問をされたことがあります。

「何ですか、あれって」

「実は、窓口に怒鳴り込んでくるお年寄りがすごく多いんです。『この俺を、いつまで待たせるんだ！』という感じで……」

困ってるんですよね～、と眉毛をハの字に下げて、乾いた笑いをもらす信金さん。

「あ～、それはほぼまちがいなく、ＭＣＩですわ」と私。

もともと怒りっぽい性格の方はともかく、高齢者になってから「待てなくなる」のは、やはり前頭葉の機能が弱っているからでしょう。

信金の窓口に限らず、近年は高齢者のモンスタークレーマーが増えているそうですが、私はそうした方々の多くは、ＭＣＩの可能性がすごく高いと思っています。

自制がきかなくなる。

これも、認知症の前ぶれなのです。

列に並べずに割り込んで、周囲のひんしゅくを買う高齢者もおそらく同じだと思います。高齢者と言いましたが、ＭＣＩによる前頭葉の衰えは、早い人では50代を過ぎた頃から見られるようになります。

ですから、定年退職前の働き盛りの親御さんであっても、

「今まで列に割り込むなんて、そんなことしなかったのに……どうしちゃったんだろう？」

と感じることが増えたら、脳神経内科などを受診したほうがいいのです。

「知らん」「聞いとらん」と言うことが増える

この信金では、窓口で「そんな話は知らん!」「聞いとらん!」と怒鳴る年配の方も多いと聞きました。

「印鑑を持ってきてくださいとお願いしたのに、次にいらしたときは『知らん!』『聞いとらん!』とひどくご立腹されて……」と信金さん。

実はこの「知らない」「聞いてない」は、MCIの方がよく言うキーワードです。

「ちゃんと言いましたよね」「約束しましたよね」とこちらが言っても、患者さんはMCIのもの忘れのせいで、見聞きしたことを忘れています。だから、「知らない」「聞いてない」となるわけです。

その上、理性の抑えがきかなくなっているので、「そんな話は聞いていないのに、悪いのは自分だということにされている」とカーッとなって思わずキレてしまいます。

その不快感を、

「年寄りだからって、バカにしてるのか！」

とストレートに表す方もいれば、

「お宅のパンフレットの企業理念には、『親切、丁寧、安心』がモットーと書かれている。なのに説明責任を怠っているんじゃないか？　裏切られた！」

という具合に、長年の社会生活で身につけた高度な理論武装を用いて表現する方もいます。こうなると、なかなかやっかいです。

家族からすれば、「このごろ怒りっぽくなったけど、企業理念なんてこむずかしいことを言うくらいだから、まだまだ頭はしっかりしてる」とつい考えたくなります。

そうなると、「近頃怒りっぽくなった」という前ぶれは、やっぱり見逃されるわけです。

親子断絶、高齢者離婚の原因にも

とはいえ、

「知らん！」「聞いとらん！」「俺は絶対まちがっとらん！」

気づけば親が、そんな否定的なことばかり頻繁に言うようになるので、家の中では次第に揉めごとが増えていきます。

元公務員のシカダさん（70代・男性）のお宅でも、一時期は息子さんとの間で、揉めごとが絶えませんでした。

「例えば僕が、『この家も古くなってきたし、オヤジもオフクロも足腰が弱ってきとるで、バリアフリーにしたほうがええんやなぁ？』なんて言うでしょ？　そしたらオヤジは『うるさい！　バリアフリーなんかいらんわ！』って、いきなり激怒」

付き添いの息子さんは、当時を思い出して「はぁ〜っ」と盛大なため息を漏らします。

「こっちが親のためを想って何か言っても、すぐにキレるんですから。……わけがわかりませんでしたよ」

そんなことが何度も続き、「オヤジと会えば、また揉めるから」と、息子さんはしばらく実家へ帰るのをやめていたそうです。

実は、ＭＣＩの患者さんがいるご家庭の場合、シカダさんのように、親子断絶しかかっている、もしくは親子断絶している傾向があります。

これまでも説明したように、ＭＣＩの患者さんはとてもキレやすいからです。

論理的な話をされると、特にキレがちになります。

なぜなら、ＭＣＩになると、論理的に物事を考えられなくなるため、「これには、こういう理由があるから……」と説明されても、よく理解できません。わからないからイライラして、「うるさい！」となるのです。

ですから、この時期の患者さんは、説得しようとすると機嫌が悪くなるのです。

特に相手が男性である息子さんの場合、論理的に理屈っぽく話すクセがついていますから、患者さんと衝突しがちです。

でも、息子さんからすれば、「こんなに親のことを考えているのに、なんで俺が怒られるんだ」と苦しくなる。大切に想っている相手に拒絶されれば、傷つくのは当たり前です。

そのせいで実家から足が遠のいて親子断絶……となることが多々あるわけですが、なぜ揉めごとがここまでこじれるのか。

原因のひとつは、お子さんが、親御さんのことを「正常だ」と思っているからです。

もし、親御さんがＭＣＩだと知っていれば、「病気のせいで、こちらの言っていることが理解できずに、イラついているんだな」とわかります。

でも、それを知らずに「きちんと説明すればわかるはずだ」と思っているから、「なんでわかってくれないんだ！」と揉めるわけです。

なんとかわかってほしいと願う子ども。

わかりたくても、理解できなくなった親。

ここで、すれ違いが起きているのですが、ＭＣＩだと知らなければ、すれ違っていることに気づけません。

同じことは親子間だけでなく、夫婦間でも起こります。

「私がこんなに心配して言っているのに、夫はちっとも聞いてくれない」

そんなことが、たび重なって……。

高齢者離婚が増えている背景には、ＭＣＩの影響も少なからずある。

認知症医療に携わっている私には、そんなふうに思えます。

幸いなことにシカダさんの場合、奥さんが別の「ちょっと変」に気づいて、一緒にクリニックに来院されました。

診断は、やっぱりMCI。

「あんなに怒りっぽかったのは、病気のせいだったんだ」

と息子さんも受け入れることができ、以前より揉めることが少なくなったそうです。

……まぁ、病気だとわかっても、介護する方はイライラするんですけどね。

それはしかたありません。人間なんてそんなものです。

気づけば車はキズだらけに

シカダさんに表れた、もうひとつの「ちょっと変」。

それが「運転が下手になってきた」ということです。

少し前から、シカダさんの運転を見たご近所の方から、

「車庫入れのときに、何度か車をこすっていた」

「街中でノロノロ運転をしていた」

「センターラインのあたりをフラフラしながら走っていた」

と言われることが増えたそうです。

「危ないからもう運転はやめてと主人に何度言っても、『俺はそんな運転しとらん！』と聞かなくて……」

でも、このまま運転を続けて、もし人を轢いてしまったら……。

居ても立ってもいられなくなった奥さんが、シカダさんを連れて見えたのです。


こんなふうに、「なんだか運転が下手になった」というのも、ＭＣＩのサイン。とっさの判断力をつかさどる能力が低下して、「あれ、どっちだっけ？」と迷うことが増えてきます。

迷っている間に、ブレーキとアクセルを踏みまちがえる、高速道路への入り口をまちが

えて逆走する。瞬時の判断を誤った高齢者が大事故を起こしたニュースは、枚挙にいとまがありません。

こうした事故を防ぐために、近年、75歳以上の高齢者は、免許更新の際に、認知機能テストを受けることになっています。テストの結果、認知機能が著しく低下していることがわかれば、医師の診断を経て、免許は取り消しになります。

しかし、ここで問題になるのが、MCIの方です。

認知症の方ほど脳機能が落ちているわけではないので、免許更新のテストにパスすることがあるのです。

シカダさんの場合も、2年前に受けた認知機能テストをパスしていました。

そのため、ご本人は「国からお墨付きをもらったんだから、運転しても大丈夫」と考えて、いくら奥さんが「何かあってからじゃ遅いのよ、免許を返納しましょう」と言っても、「その必要はない！」の一点張り。

家では「返納しよう」「しない！」で、揉めてばかりだと言います。

そこで私は、「次回来院するときに、シカダさんご本人が普段乗っている車の写真を撮ってきてください」とお願いしました。

そして翌週、奥さんに撮ってきてもらった写真を見ると……案の定、車のあちこちに擦りキズや凹みがついています。ＭＣＩの患者さんは、知らないうちに車にキズをつけていることが多いのです。

他の患者さんのケースですが、車の写真を撮ろうとしたご家族が、ギョッとするほど大きな凹みに気づいたこともあります。

「ちょっと、お父さん！　このキズ、どこでつけてきたの⁉」

「知らん」

「いや、知らんって、こんな大きなキズ……。知らんじゃないでしょう！」

とご家族は大あわて。

しかし、患者さんご本人はいたって涼しい顔をしていたそう。これは、とぼけているわけではなく、車をぶつけたことを本当に忘れているのです。

ただ、そんなに大きなキズを「知らん」というくらいですから、どこかで人を轢いてくる可能性は大いにあります。ですから、50歳を超えて、車を擦るようになったり、周りの方に運転を注意されるようになったら、もう絶対に運転をやめてもらわねばなりません。

シカダさんの場合は、私からご本人に「検査の結果、脳の突発的な判断力が低下していますし、車にもこれだけキズをつけていますから……。大きな事故を起こす前に、このへんで運転はやめておきませんか？」とお話ししました。

するとシカダさんは、「ほうですね。このへんで、やめときましょう」と意外なほどあっさりと承諾。免許を返納することになりました。

患者さんの中には、ご家族に甘えて、「いやだ！　返納しない！」と強情に言い張る方もいますが、医師の言うことだと素直に聞いてくれる場合も多いので、ご家族にはぜひ、医師を頼ってもらいたいと思います。

それでも患者さんが運転をやめない場合は、私からご家族にお願いし、公安委員会に届けを出してもらうこともあります。道路交通法第１０３条により、委員会が患者さん本人への聴聞などを経た上で妥当だと判断されれば、免許を取り消してもらうことができるのです。

お住まいの都道府県の警察の「安全運転相談窓口」で相談に乗ってくれますので、困ったときのために、ぜひ覚えておいてください。

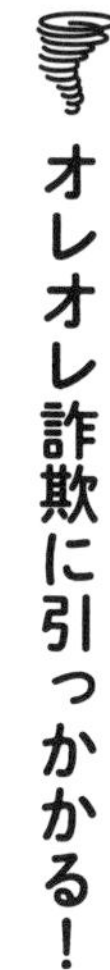

オレオレ詐欺に引っかかる！

警察……と聞くと、誰だって、なんとなくギョッとするものです。

ただ、残念なことに、MCIの患者さんがいるご家庭の場合、警察のお世話になるケースがちょくちょく出てきます。

というのも、患者さんが「詐欺に引っかかる」ことが増えてくるからです。

例えば、おなじみの「オレオレ詐欺」。

身内が事故や事件に遭ったと不幸をでっちあげて、お金を要求するアレです。

私は、この詐欺に引っかかる方というのも、ＭＣＩの可能性が高いと思っています。なぜなら、ＭＣＩで認知機能が落ちるのは50代以降ですが、それより若い方がオレオレ詐欺に引っかかったという話は聞かないからです。

正常な人なら、電話で話している最中に「この相手の言っていることは、何かおかしい」と気づけます。

しかし、論理的に考えるのがニガテなＭＣＩの方は、相手の言っていることのおかしさに気づけません。それ以前に、相手に長々と説明をされると、それだけでパニックになってしまいます。

敵も敵で、患者さんのこうした性質をよく知っているので、相手の混乱に拍車をかけるように、わざと早口でまくしたてます。ただし、「事故」「トラブル」「逮捕」「今すぐお金が必要」「80万円」といったギョッとするキーワードだけは、印象に残るようにゆっくりしゃべる。そんなテクニックを使うことも多いそうです。

こうされると、ＭＣＩの方は気持ちをハラハラとかき乱されて、ますます冷静な判断ができず、あせってお金を振り込んでしまうのです。

また、論理的に考えられなくなるせいで、押し売りのような商法にも引っかかりやすくなります。

「買ってください」と何度もしつこく迫られると、「面倒だから、まぁいいか」と根負けしてしまうのです。

土岐市のあたりでよく見られるこの手の商法としては、蟹などの生鮮食品を勝手に送りつけて支払いを要求する「送りつけ商法」や、必要のない高額修繕を勧める「リフォーム詐欺」、「貴金属の訪問買取」などもあります。

ちなみに、こういう話を講演会でするると、「知らない人や、怪しい人には、くれぐれも気をつけます」と言ってくださる方が多くてうれしいのですが、実は、それ以上に注意してもらいたい人がいます。

それが「よく知っている人」や「怪しくない人」です。

私のクリニックの患者さんの中で、もっとも高額な被害にあったニシさん（80代・女性・ＭＣＩ）は、とてもよく知る相手に５００万円もの大金を渡してしまいました。

その相手というのは、「お寺さん」です。

檀家になっているお寺の住職さんに寄付を求められ、お金を渡してしまったのです。

「寄付なら、本人が納得して渡したんだから、詐欺とは違うじゃないか」

と思う方もいると思いますが、ニシさんの場合、そうとも言いきれません。

実は、ニシさんのご家族は、なんとなくお寺さんに不穏なものを感じていて、普段からお寺さんとニシさんを二人きりにしないようにしていました。会話の際は、家族の誰かが必ず同席するようにしていたのです。

ところがある日、お寺さんが
「今日はお母さん（ニシさん）だけに話があるから、席を外してください」

と強く言いました。

しかたなく離席したご家族。その間にお寺さんに説き伏せられたニシさんが、後日、こっそり寄付を渡してしまったのです。

私としては、「ＭＣＩのニシさんだけなら、言いくるめるのは簡単だ」と思ったお寺さんが、わざとご家族に席を外させて話を進めた……と考えたくなってしまいますが、これは邪推でしょうか。

非常に腹立たしいことですが、こんなふうに、知人であることや、信頼されやすい立場を利用して、判断力が低下した高齢者を騙そうとする輩がいます。例えば、銀行、証券会社、郵便局の人など、一見すると怪しくない人の中にも悪意のある人はいますから、ご家族は注意が必要です。

ＭＣＩの時期というのは、まだ自分で銀行からお金を下ろせたり、契約書に押すハンコを管理できたりするので、詐欺に狙われやすいタイミングでもあります（症状が進行して認知症を発症すると、そうしたことができなくなりますから、かえって詐欺に引っかかりにくくなります）。

怪しい人には注意、怪しくない人にはもっと注意。

このことも、ぜひ覚えておいてください。

「お母さんが、万引きしました」

警察のお世話になる話題について、もうひとつ。

この段階の患者さんの中には、ときどき万引きをする方がいます。自制心と判断力が弱まるせいで、「欲しい」となったら、そのまま手を伸ばしてしまうのです。

うちの患者さんの中にも、散歩中に和菓子屋さんの前を通り、並んでいたおまんじゅうを目にして、その場でムシャムシャ食べてしまった……という方がいます。

実際に、万引きで検挙された方の年齢を見ると、少年が18%、高齢者が29%（法務省、平成28年調べ）。若者より高齢者のほうがずっと多いのです。

うちに通院している患者さんだと、パック入りの明太子をいつも一本だけ持っていく……という、めずらしい方がいました。

気づいたのはスーパーの方です。二本入りで作っている明太子のパックが、店頭に置いておくと、なぜか一本になっている。そんなことが何度もあり、監視カメラをつけたところ、毎回決まったおばあさんが明太子を一本だけパックから取り出して、ポケットに入れて持ち帰っていたのです。

どうして明太子？　それも一本だけ……？

いろんな意味で驚いたスーパーの方は、おばあさんを捕まえて、ご家族に連絡しました。「お母さんが、万引きをしました」という連絡を受けた娘さんは、慌ててスーパーに出向き、ポケットに明太子を入れる母親の映像を見せられたそうです。

本人に聞いても覚えていないようで、「盗っとらんよ」としか言いません。

どうして毎回、明太子ばかりを盗ったのかも、結局はわからずじまい。

娘さんはスーパーの方に謝罪。代金を支払ったあと、「さすがにおかしい」と考えて、お母さんをうちのクリニックに連れてきてくれました。そして、ＭＣＩの診断となったのです。

医師として本当によかったと思うのは、ここで娘さんが、お母さんの万引きを「何かおかしい」と感じて、受診させてくれたことです。

親が万引き……となると、恥ずかしくてつい隠したくなりますが、これまでそんなことをしなかった高齢者が万引きをした場合、認知症の前ぶれの可能性が高いのです。

ですから、「これは普通じゃないな」と家族が気づける知識を持っていること。これが、すごく大切なんです。

実の子は、目が曇りがち

これまでの親とは、何かがちょっと違う。
待てなくなったり、クレーマーになったり、やたらと頑固になったり、車を擦るようになったり、万引きをしたり……。
はたから見ると、明らかに「ちょっと変」なわけですが、実のお子さんほど、それを認めたがらないことが多いようです。
先日、もの忘れが増えてきたというウエダさん（80代・女性）が来院されました。

付き添いは、息子さんとお嫁さん。初診のウエダさんには、ミニメンタルステート検査を受けてもらいました。

「ここは何県ですか？」「ここは何階ですか？」「ここは何地方ですか？」

私がお聞きすると、ウエダさんは息子さんを不安そうにチラチラ見ながら、

「えー……何県やったっけ？」「1階？　2階？」「急に聞かれると、出てこんわねぇ……」としどろもどろ。ＭＣＩもしくは認知症の疑いが濃厚です。

ところが、お母さんの受け答えを、そばで聞いていた息子さんは、

「ま、うちのオフクロはもともと、ボケたところがあるから……」

と笑っています。

答えられないのは認知症だからではなく、もともとの性格で……と言いたいわけです。

しかし、義理の関係にあるお嫁さんに、私が「どう思いますか？」と質問すると、

「いえいえ、最近のお義母さん、かなりもの忘れがひどいですよ」

と冷静な答え。

この場合、医師である私は、客観的な立場で見ることができる、義理の方の意見を尊重

することが多いです。

なぜなら、こと認知症に関しては、愛情ゆえに実のお子さんの目は曇りがちだからです。実のお子さんは、やっぱり心の底で「自分の親は認知症であってほしくない」と思っています。だから、親がこれまでとは違うふるまいをするようになっても、「歳だから」「もともとの性格だから」と異変に気づかないフリをしがちです。

義理の親なら客観的に見られるお嫁さんも、立場が変わって、自分の親のこととなれば、「いや、うちの親はもともとトボケたところがありまして」とやっぱり目が曇るでしょう。

ですから、親御さんの認知症の気配に早く気づきたいのであれば、自分や兄弟姉妹の意見より、それ以外の意見に耳を傾ける。それがとても大事なんです。

「ボケても大丈夫」で、あとあとラクになる

「うちの親、ちょっと変だな」と感じたら、できるだけ早く専門医を受診してください。

受診する際は、認知症専門のクリニックや、「もの忘れ外来」「老年科」など認知症にくわしい科がある病院がベストです。脳神経内科、精神科でも診てもらえますが、まだ症状が少ないＭＣＩの診断は専門機関でないと難しいからです。

さらに、「病院は見つかったけど……。そもそも親に何と言って病院へ連れて行けばいいんだろう？」と悩むご家族も多いようです。「認知症」という言葉を出すと、親御さんが怒りだしそうで、言いづらいのでしょう。

その場合は、「公的機関」を言い訳に使ってください。

私が見ていると、昭和を生きてきたお年寄りというのは、どうも権威に弱いんです（笑）。なので、「市役所から検診のお知らせが来たから、ちょっと行こう」なんて言うと、「ほんなら、行こか」とわりと素直に聞いてくれます。

認知症相談を行っている保健所もありますから、「保健所で検診をやるんやって」と親御さんを連れて行き、保健所の方から専門医への受診を勧めてもらうのもいいでしょう。

「デリケートな問題だから、親が傷つく」となかなか受診を切り出せない方も多いのですが、私はここであまり気を遣わなくていいと思っています。なぜなら、患者さん自身が「ちょっと変」だと気づいていて、「なんだか不安やから、お医者さんの診察を受けたい」と思っていることも多いからです。

一方で、自分の異変に気づいているからこそ、病院に行きたがらない患者さんもいます。病院で「認知症」と診断されて、ご家族に迷惑をかけることになるのが怖いのです。しかし、ぜひ覚えておいてほしいのですが、ＭＣＩの段階で投薬やリハビリをすれば、認知症へと進むのを防げることがあります。また、認知症を発症していても、早いうちから治療やリハビリを続けると、進行をゆっくりにできることもあります。

このことを患者さんが知っていれば、異変を自覚したタイミングで、「なんだかおかしい。病院に行きたい」と言ってくれることもあるのではないでしょうか。

でも、知らなければ、家族に困惑されるのが嫌で、認知症の前ぶれに気づいても隠してしまいます。隠されると、病気はどんどん悪化しますから、かえって家族に迷惑をかける結果になりかねません。

だからこそ、ご家族がすべきなのは、普段から親御さんに、「認知症に早めに気づいてリハビリをすれば、進行をゆっくりにできるから、ちゃんと教えてね」と話をしておくこと。また、「ボケても、できる範囲で面倒は看るから、そんなに心配しなくて大丈夫だからね」と親御さんに伝えておくことです。できる範囲を超えたら、人手を借りればいいわけですから、言うほうも気負わずに普段から言ってあげてください。

自分が認知症になってもなんとかなりそうだとわかれば、親御さんも認知症の気配を隠すようなことはしないのではないでしょうか。

親御さんだって、認知症になるのは不安だし怖いのです。

その不安を和らげてあげるためにも、ご家族がこの病気について知っておくことはとても大切だと、私は思います。

今まで通りを求めない

しかし、現実には、ここで二の足を踏んで、受診に踏み切れないご家族がとても多いのです。先ほどもお伝えしたように、実のお子さんほど、親が認知症だと認めたがらないからです。

ただ、そうなった場合、ご家族がどうするかというと、ボケはじめた親御さんに対して、「しっかりしろよ」「言えばわかるでしょ、どうしてわからないの」と〝これまでどおり〟を求める傾向があります。

これをすると、ご家族があとあと苦労することになるのです。

少し話が逸れますが、MCIが進行して、患者さんが認知症を発症した場合、ご家族の反応はだいたいふたつに分かれます。

認知症患者さんを抱えてもなんとか笑って過ごせるご家族と、逆に、どんどん深刻になっていくご家族です。

このふたつは、何が違うのでしょう？

私が見てきた感じでは、患者さんに、「しっかりしてよ」と〝これまでどおり〟を求めるご家庭ほど、どんどん鬱々として深刻になっていくようです。

患者さんだってしっかりしたいのですが、それができなくなるのが認知症です。にもかかわらず、ご家族からできないことを求められて、患者さんは落ち込んだり、イライラしたり。怒りから攻撃的になる患者さんも少なくありません。すると家族にもイライラが募り、次第に、互いを攻撃し合うネガティブなスパイラルに陥っていくのです。

どうも、親御さんがしっかりしていたご家庭ほど、子どもさんはどうかしていく親を受け入れがたく、「しっかりして、元にもどって」と〝これまでどおり〟を求めがちなようです。


一方、笑って過ごせるご家族の場合、患者さんがおかしなふるまいをしても、「まーた、お父さんが変なことしとる」「ホントやねぇ」と多少のことなら笑っています。返す親御さんも「ほうかぁ？　おかしいかぁ」と実にのんびりしたものです。

では、このとき、なぜこのご家族が笑っていられるのかというと、ご家族の性格や、親御さんとのそれまでの関係性もあるとは思いますが、何よりも親御さんが認知症でおかしくなっていることを受け入れているからだと思います。

「認知症になったんだから、これまでどおりにできなくて当たり前」

そう思えれば、親に「しっかりして」とは求めません。

できないことを求められない患者さんは、必要以上にイライラすることも落ち込むこともありません。だから、家の中があまりギスギスしないのです。

かつてのしっかりしていた親御さんのイメージを求めるのをやめて、ボケはじめた今をありのままに受け入れる。このほうが、患者さんにとっても、ご家族にとっても、気持ちがラクになるようなのです。


ボケていく親御さんをありのままに受け止めるのは、お子さんにとっては、つらいことかもしれません。それでも受け止められる人というのは、「親と子の役割が逆転したことを、受け入れられた人」、つまりは真の大人なのだと思います。

「今まで自分を守ってくれた親を、今度は自分が守る番が来たんだな」

そんなふうに親の老いを受け入れて、さらりと笑うと、不思議と腹が据わるのと同時に、肩の力が抜けるのではないでしょうか。

ＭＣＩと診断されたら、やってほしいこと

ＭＣＩだと診断された患者さんには、ぜひやってほしいことがあります。

ひとつは、医師の処方による薬物療法。

もうひとつは、運動やコミュニケーションなどを通じて行う非薬物療法です。

難しいことはありません。薬を飲みながら、日常生活をできるだけイキイキと過ごすようにするのです。


例えば、誘われたら、断らないようにする。

ＭＣＩになると、好奇心やヤル気が失せて、ウツ症状が出ることがあります。

そのため、外出をしぶるようになったり、人に会うのを嫌がるようになったり、新しいことへのチャレンジをめんどくさがる患者さんが多いのです。

ですが、いつも同じ、刺激のない毎日を送っていると、頭をあまり使いませんから、こ

れは脳によくありません。

もし親御さんが塞ぎがちになったら、知り合いの方に趣味の集まりや地域のコミュニティへ誘ってもらって、できるだけ外に出てもらいましょう。新たな刺激と、外出によって体を動かしてもらうことで、脳はイキイキと活性化します。


親御さんが仕事を持っているなら、できるだけ続けてもらうのもいいと思います。

認知症には最近のできごとから忘れていくという特徴がありますが、その反面、長い時間をかけて身につけた技術はなかなか忘れません。

土岐市のあたりでは、ＭＣＩの美容師さんや、陶器の絵付け師さんが、現役で活躍なさっています。共に80代のお二人ですが、美容師さんは同世代に人気があり、絵付け師さんは、「高齢ゆえの手のブレが、かえって渋みを与えている」と評判で、今もお客さんとのコミュニケーションを楽しみながら、連日仕事をしています。そのせいか、病気の進行もゆっくりです。

仕事を続けていると、脳のリハビリにもなりますから、続けられる仕事があるなら、患者さんにはぜひ続けてもらってください。

親御さんがすでに退職されているなら、家庭内で何かしらの役割を持ってもらうといいでしょう。例えば、お風呂掃除、庭の草取り、洗濯物の取り込みをお願いするなどです。

親御さんが高齢になると、気を遣って「何もしなくていいから、座ってて」と言いがちですが、家でも社会でも役割がなくなると、患者さんの無力感や孤立感が深まる場合があります。そうしたさびしさが、認知症を進行させることがあります。

逆に、パートに出るようになったお嫁さんに代わり、家事をやるようになったＭＣＩのお姑さんの症状が、驚くほど改善した例もあります。自分が誰かの役に立っているという喜びが、意識と心をシャキッとさせたのでしょう。

ですから、患者さんができる範囲の役割を、ぜひ担ってもらってください。

ＭＣＩの方のうち、約50%は5年以内に認知症に移行すると言われています。

しかし、ここで、適切な治療や脳リハビリを始めることで、認知症への移行をゆるやかにすることができる。

このことを、ぜひ覚えておいてください。

第2章 かなり不安な夏

【初期・軽度】

認知症を発症して、
本格的に「もの忘れの段階」に突入。

今までできていたことができなくなり、
モクモクと積もりゆく夏の雲のように、
家の中に混乱の気配が積み重なってゆきます。

なんで セーターの下に パジャマ？
なんか 暑いのぉ〜

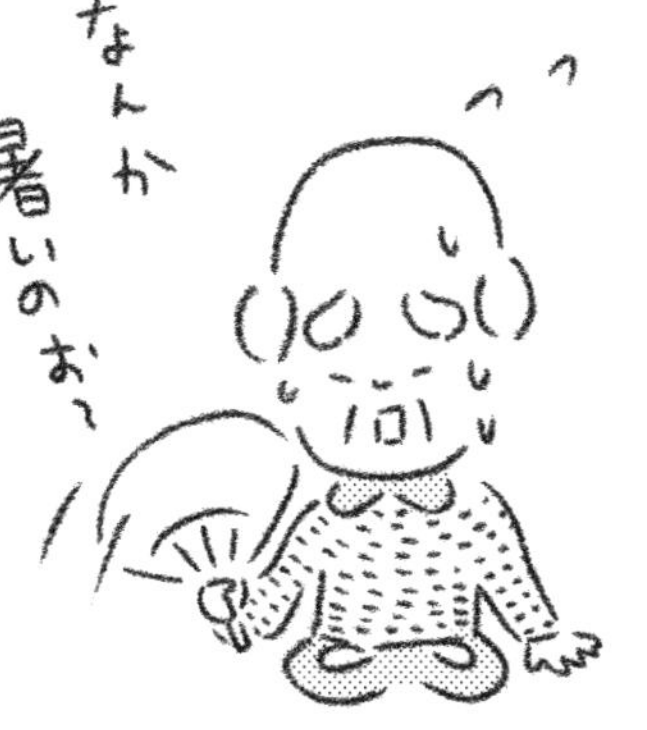

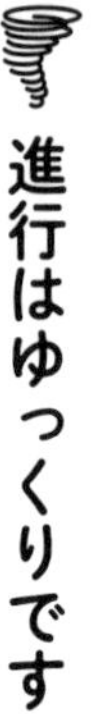

進行はゆっくりです

患者さんとご家族がクリニックに初めて来院されるのは、たいてい認知症の「中核症状」が出始めた頃です。

中核症状とは、アルツハイマー型認知症をはじめとする脳の病気のせいで、記憶力、言語能力、管理能力などが低下して、日常生活を送るのが困難になった状態のこと。

いろんなことが少しずつおぼつかなくなっていくこの時期を、「もの忘れの段階」とか「今までできていたことができなくなる段階」とか、そんなふうに呼ぶこともあります。

例えば、さっきした話を覚えていられずに、何度も同じ話を繰り返す。

貯金通帳を3度も4度も失くしてしまう。

真夏で太陽がギラギラ照っているのに、セーターを着てしまう。

こんなふうに、年相応のもの忘れとは違う、誰から見ても「明らかに変だ」とわかる症状が出てきます。

明らかにおかしいので、ここでご家族が患者さんの認知症に気づくことが多いのです。

それで、いざ親御さんが「認知症です」と診断されると、ご家族はみなさん、薄々わかってはいても、ショックな顔をします。それはやっぱりそうでしょう。

では、患者さんご本人はどうかというと、「ああ、ほうですか」なんてケロッとしている方もかなり多いです。認知症が何か、すでにわからなくなっているんですね。

ただ、もちろん理解できる方もいますから、そうなると表情をこわばらせて黙り込んでしまいます。

そんなとき私は、

「大丈夫ですよ。これまでずっと忙しく、あちこちに気を遣って生きてきたんですから。そりゃ、ちょっとくらい忘れますよ」

と患者さんにお伝えします。

すると、患者さんはホッとするのか、「そうですよねぇ」と少し笑う。

ご家族の、張り詰めていた緊張の糸がゆるむのもわかります。

ここで私が気休めを言ってるんじゃないかと感じる方もいると思いますが、そういうわけではありません。

若くてもかかる若年性アルツハイマー病や前頭側頭型認知症（ピック病）などの例外はありますが、それ以外の認知症を発症する最大の要因は「加齢」です。

だとすれば、認知症は「老化の一環」ということもできます。

90代の方のだいたい6割が、１００歳を超えると7割近くが認知症ですが、それは、認知症が老化現象としての側面を持っているからです。

だから、老化による認知症でいろいろなことがわからなくなったりできなくなったりするのは、ある意味では、自然なことなのです。

認知症の約6割を占めるアルツハイマー型認知症も、老化のように、ゆっくり進行します。

個人差はありますが、7～10年は軽度から中等度の状態が続くのが一般的です。

もし、薬物療法やリハビリを積極的に行って、この期間を10年に引き延ばせれば、80歳で発症した場合、症状が悪化するのは90歳を過ぎてからということになり、平均寿命を超えています。

そう考えると、認知症もそんなに怖くない……と私は思うんですが、いかがでしょうか？

親御さんが認知症だと診断されたご家族の中には、

「もうじき徘徊したり、暴言を吐いたりするようになるんやらぁ？　やったら、今から入居できる施設を探さなあかんでしょうか」

と言う方もいますが、お伝えしたように、認知症の進行はだいたいゆっくりです。

それに、徘徊や暴言といった症状が強く出る方もいれば、ほとんど出ない方もいます。

だから、心配しすぎなくて大丈夫。

ゆったり構えればいいんです。

薬の管理ができなくなる

認知症のことを、英語ではディメンティア（dementia）と言いますが、中でもアルツハイマー型認知症のことを「ロンググッドバイ（long goodbye／長いさよなら）」と呼ぶことがあります。

患者さんが、長い時間をかけて、記憶やその人らしさをゆっくり失っていく。おそらく、そんな状態を言い表しているのでしょう。

落語家の六代 桂文枝さんは、こうした状況をテーマに、創作落語『ロンググッドバイ―言葉は虹の彼方に―』をおつくりになりました。

その中に、ボケはじめたお父さんが薬を飲んだかどうかをしょっちゅう忘れるシーンがあります。

これがまさに、中核症状が出始めた「患者さんあるある」。

この頃になると、患者さんは薬の管理がかなりニガテになります。

落語に出てきたお父さんのように、薬を飲んだか飲んでないかを忘れたり、そもそも薬を飲むこと自体を忘れたりするのです。

30点満点のミニメンタルステート検査で、認知症の発症を疑う23点以下になったら、進行をゆっくりにする薬を飲み始めたほうがいいのですが、お薬をお出ししても、たいていの方は飲み忘れます。

それに高齢な方の場合、認知症のお薬の他にも、血圧の薬やら、血栓予防の薬やら、睡眠薬やらをたくさん飲んでいますから、そのせいもあって、「アレは飲んだっけ？」「こっちは飲んでないんじゃないか」とますますわからなくなります。

そのせいで、薬を２ヵ月分お出ししても、１ヵ月分くらい余らせることが増えてきます。


実は、認知症にくわしくない医師には、このことを知らない方もかなりいて、

「前回、血圧のお薬を２ヵ月分いただいたんですけど、ひと月分くらい余ってるんです」

と患者さんやご家族が申告しても、

「そうですか、じゃあ今回は１ヵ月分少なくしときますね」

とサラッと流してしまうことがあります。

認知症専門医の私からすると、これは決して流していいことではないのですが……。

ですから、親御さんに認知症の気配が出ていなくても、ご家族はときどき、薬の残量をチェックしてあげてください。その上で、１ヵ月分処方された薬が１週間分余っていたら、

認知症専門医に連れて行ってほしいのです。

もしあなたが親御さんと離れて暮らしているなら、定期的に電話などで「薬、ちゃんと飲めてる？」と確認してあげるのもいいと思います。

ただ、私が診察室で「お薬、きちんと飲めてますか？」と患者さんに聞くと、ほとんどの方は「飲めてますよ」と答えるのですが、あとでご家族に確認してもらうと、薬袋から余ったお薬がザラザラ出てきた……そんなケースがしょっちゅうです。

ですから、親元に帰省したときだけでも、実際に目で見て、薬の残量をチェックしてあげてください。

あるいは、訪問看護師さんや訪問薬剤師さんにお願いして、薬の残量を定期的に確認してもらうという手もあります。

親御さんがある程度高齢になったら、積極的にこうしたサービスを活用すると安心です。

服を着るのが難しくなる

薬の管理ができなくなる頃、うまく服を着れなくなる患者さんもいます。

例えば、冬なのに半袖を着てみたり、セーターの上にセーターを重ね着してみたり。

クリニックで私が、

「ちょっと血圧測りましょうか」

と患者さんの袖をめくると、セーターやズボンの下にパジャマを着ている……というのも、よく見られる光景です。

「えっ、お父さん、なんでパジャマ着とるの？」

とご家族が笑いだし、こちらも釣られて笑ってしまうこともしょっちゅうです。

私たちは普段、「今日は暑いから半袖を着よう」「でも、冷房が効いている場所もあるから、羽織るものもあったほうがいいな」「今日お会いするのは目上の方だから、失礼のない格好をしなければ」と、けっこう複雑なことを考えながら、その日に着る服を決めています。

しかし認知症の症状が出てくると、複雑なことを考えるのがニガテになるので、TPOを気にしながらのコーディネートができなくなるのです。

さらに症状が進むと、シャツの袖に脚を入れてズボンのように穿こうとする人も出てきます。

認知症がどう進行するかを知らないご家族の中には、変な服の着方をする患者さんを見て「こんなこともできなくなるのか……」と悲嘆にくれる方が多いのですが、知っていると心の準備ができますから、「なるほど、来たな」という感じでさほど驚きません。

「今日は寒いから、もうちょっと厚着しようか」

「そこは腕を通すところ。シャツじゃなくて、ズボンを穿こうよ〜」

と笑って言える余裕も生まれます。

患者さんにこうした「着衣失行」の症状が出てきたら、服のコーディネートを手伝ってあげたり、必要なら着方を教えてあげるといいでしょう。

通帳をしょっちゅう失くす

ちなみに、この時期の患者さんのお財布は、小銭でパンパンのことが多いのです。

認知症を発症すると、計算能力が低下して、小銭を組み合わせるのがニガテになります。

お会計が４３７円なら、百円玉が４枚、十円玉が３枚、五円玉が……と考えられなくなるのです。

そのせいで、お会計では毎回お札を出すので、おつりの小銭がどんどん増えていきます。

そのため、認知症患者さんのお財布は、小銭でパンパンのことが多いのです。

さらに認知症が進行すると、患者さんはしょっちゅう探し物をするようになります。

認知症の特徴である「もの忘れ」が強く出てきて、どこに何を置いたか、わからなくなるからです。

特によく使う保険証などは、やたらと失くすようになります。

中でも頻繁に失くすのが、貯金通帳や印鑑です。

70代のアンドウさん（女性）を、息子さんがクリニックに連れて見えたのも、アンドウさんが連日通帳を探して家の中をウロつくようになったからでした。

「『おかしいわねぇ、この引き出しに入れたはずなんだけど』って、引き出しや戸棚をずっと探してるんですよ。最近はそれこそ毎日のように……」

と息子さん。

診断の結果、アンドウさんは初期のアルツハイマー型認知症でした。


不思議なことに、認知症患者さんは、通帳や印鑑のように大事なものほど、頻繁にしまい場所を変えたがります。

若いうちは、ほとんどの方が通帳の置き場所を決めていると思いますが、認知症になると、患者さん自身が、自分の管理能力が不安になるようで、「こんなところにしまっておいて失くしたらいけないから、もっと別の場所に移そう」と考えるようです。

ただ、しまい場所を変えたことも忘れてしまいます。

だから、認知症の方は、しょっちゅう通帳や印鑑を失くすのです。

もっと言えば、患者さんが通帳や印鑑をしょっちゅう探す頃、キャッシュカードが使えなくなっていることも多いのです。

アンドウさんの場合も、いよいよおかしいと息子さんが感じたのは、お母さんがキャッシュカードを使えなくなっていると気づいたからでした。

「母に、『いっつも通帳探しとるけど、キャッシュカード使えばいいやん。なんでカード使わんの？』と聞いたら、『あのカードはおかしくて使えない』って……」

実際はカードがおかしいのではなく、アンドウさんが暗証番号を忘れたので、ＡＴＭを使えないだけなのですが、患者さんの多くは、こんなふうに「カードがおかしくて使えなくなった」という言い方をします。

ところが、中には、認知症がかなり進行しても、なぜかキャッシュカードを使える患者さんがいます。

「おかしいなぁ」と思ってキャッシュカードを見せてもらうと、裏面に黒のマジックで、ハッキリと暗証番号が書かれていた。そんなこともありました。

セキュリティの面から見ても非常に危険ですから、このあたりは、ぜひご家族は気をつけてあげてください。

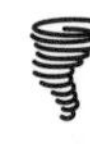 料理は「作らない」のではなく「作れなくなる」

暗証番号を覚えていられずATMで出金できなくなったことを、「キャッシュカードがおかしい」とカードのせいにしたように、この時期の患者さんは、いろんなことで言い逃れをしようとします。

例えば、料理が得意でこれまで毎日作っていた人が、

「もう子どもも巣立ったし、夫と2人分だけ作るのもねぇ……」

「出来合いのものを買ったほうが安上がりだし」

などと言って料理を作らなくなる。

単に作りたくないだけなら問題ないのですが、認知症を発症すると、作りたくないのではなく、作れなくなります。

なぜなら、料理というのは、はたで見ているより、ずっと複雑な仕事だからです。

まずは献立を決めて、材料を用意して、それぞれの品を作る工程を思い浮かべながら、火加減を見つつ同時進行でいくつもの品を仕上げていく。さらに、できあがった料理にふさわしいお皿を選んで、美しく盛りつけて……。

こんなふうに、料理中はずっと頭を働かせて、「おいしくて美しい料理を何品か作る」という目標に向かって手を動かします。

認知症になると、この、「目標に向かって、ひとつひとつ行動を積み重ねること」がニガテになり、はじめはカレーを作るつもりだったのに途中から肉じゃがになったり、レシピがわからなくなって味つけがおかしくなったりします。

でも、長年主婦業を務めてきたことへのプライドがある方ほど、「作り方がわからなくなった」とは言えないのでしょう。

だから、本当は作れなくなっているのだけれど、「作るのが面倒で……」という言い逃れを、周りにも、自分自身にもするようです。

あるいは、献立を決めることが困難になって、同じメニューばかり作るようになる患者さんもいます。

「そういえばうちの母ちゃん、ここのところ卵焼きばっか作っとったわ」

と言うのは、ワタナベさん（80代・女性・初期の認知症）を連れていらしたご主人です。

最近もの忘れがひどくなってきたという奥さんを診察すると、やっぱり初期の認知症。

このあと、ワタナベさんは、得意だった料理が、ほとんどできなくなりました。

今では、これまでまったく料理をしなかったご主人が、簡単な料理をしたり、お弁当を買ってきたりして、奥さんに出してあげているそうです。

冷蔵庫は認知症診断機

奥さんが認知症になり、代わって、ご主人が家事をする。

高齢化に伴い、こうしたケースもどんどん増えています。

しかし、どちらも高齢ですから、やがてご主人にも認知症の症状が出てくる。二人暮らしのご夫婦が共に認知症……ということも、老々介護の現場では、めずらしくなくなってきました。

このとき、離れて暮らすお子さんが、ご両親の異変に気づくきっかけとなるのが、久々に帰省して開ける「冷蔵庫」です。

まず、冷蔵庫いっぱいにぎゅうぎゅうに物が詰め込まれていることに驚きますが、よく見ると、同じスライスハムのパックばかりが何十個も入っていたり、賞味期限をとうに過ぎて腐ったものがゴロゴロ出てくることにギョッとします。

認知症を発症すると、こんなふうに在庫の管理ができなくなるのです。さらに、

「これ、腐っとるで、ほかるよ」

とお子さんが言うと、

「何しとる！　まんだ食べれるに、もったーなぁ！」

と烈火のごとく怒りだす親御さんもいます。

世代的に食べ物を捨てることに強烈な抵抗感がある方も多いのですが、そもそも食材がひどく傷んでいることがわからなくなっているわけです。

そんな親御さんを見て、お子さんははじめて「これはおかしい」と気づきます。

家電の買い替えには気をつけて

ちなみに、ここで親御さんの認知症に気づけないお子さんの場合、

「冷蔵庫がいっぱいだなぁ。この冷蔵庫も古いし小さいから、そろそろ新しいものに買い替えてあげよう」

と冷蔵庫を新調する方がいます。

そんなふうに親御さんを気遣えるのは、すごくいいことだと思います。

ただ、認知症患者さんがいるご家庭では、この「家電の買い替え」でトラブルが起こることも少なくありません。

例えば冷蔵庫の場合、今まで使っていたものと、新しいものとでは、冷凍室や野菜室、

チルド室の位置が変わっていることがあります。

でも、認知症患者さんは新しいことはなかなか覚えられません。

ですから、「これまでどおりの位置」に食材をしまいます。

ある患者さんのご自宅では、会社から帰宅した息子さんが、冷凍庫でカチンコチンに凍った大根を見つけました。別の日には、野菜室で腐りかけた刺身を見つけたと言います。

凍った大根はともかく、腐った刺身を食べれば、お腹を壊してしまいます。

ですから、この時期の冷蔵庫の買い替えは、健康被害に繋がることがあるのです。


家電を買い替えることで、それまで患者さんが一人でできていた家事ができなくなり、生活が立ち行かなくなることもあります。

離れて暮らすお子さんが気を利かせて洗濯機を買い替えたところ、操作ボタンの位置が変わってしまい、洗濯機が使えなくなった患者さんがいました。

しかたなく当初は手洗いしていたのですが、そのうち面倒になったのか、やがて洗濯をしなくなりました。ヘルパーさんが来るようになるまで、ほとんど洗濯をしなかったそうです。

別のご家庭では、一人暮らしのお父さんに、お子さんがすぐにお湯を沸かせる電気ケトルを買ってあげたところ、これまでのポットと使い勝手が違うために使えなくなりました。その後、お父さんはやかんでお湯を沸かすようになり、火にかけたことを忘れてボヤを出したのです。

ですから、親御さんが認知症になったら、使い慣れた家電はできるだけ買い替えずに、壊れたら修理に出すか、買い替えるならよく似たものを探すとよいでしょう。

ただ、ひとつだけ、早めに買い替えてほしいのが「ガス台」です。

認知症患者さんがいるご家庭で一番怖いのは、患者さんが火やガスの始末を忘れて火事になることです。

親御さんが高齢なら、認知症になる前に、ＩＨコンロなどの電気タイプに替えてあげて、早いうちから使い慣れてもらうと安心です。

ＩＨコンロにするのが難しいなら、立ち消え安全装置がついたガス台に、すぐに替えてあげてください。

何度も同じ話……怒ってもいいんです

認知症の中核症状が強く出てくると、言葉もあやふやになってきます。ものの名前が出てこなくなり、「あれ」とか「これ」とか言うことが増えたり、途中で何を話していたかを忘れてしまったり。やがて、同じ話を何度も繰り返すようになります。

同居しているご家族がもっとも悩まされることのひとつが、この繰り返しです。

特にアルツハイマー型認知症の患者さんの場合、ついさっきのことを覚えていられずに、少し前にした話を、初めてする話のように、何回でも繰り返します。

「今日は病院に行くんやらぁ？」

「ほうやよ、お母さん。もうちょっとしたらうちを出るでね」

「ほっかな、まわし（用意）するね。……で、今日は病院に行くんやっけ？」

「ほうや、お母さん。さっきそう言ったやない」

「はいはい。で……今日は病院へ行くんやっけ？」

「ほやで……」

こんなやりとりが延々と続くわけです。

診察室でも、「先生、うちの庭のトマトが真っ赤に色づいてね……」という話を、10分間で4回した患者さんがいました。

話している患者さんはとても楽しそうなので、私もちょっとうれしかったのですが、これを毎日やられるご家族は大変です。

これは実際にやられたことのある方でないとわかりませんが、本当に堪(こた)えます。

認知症だった私の祖父もそうなのでよくわかりますが、介護者さんが忙しかったりして精神的に追い詰められているときにやられると、普段どんなに優しくてガマン強い人でも、思わずキーッとなってしまいます。

「私だって母が認知症やっちゅうことはわかっとるんです。でも、ホントに何回も同じことを言うもんで……つい『ええ加減にして!』と怒鳴ってしまって」

そう話してくれたのは、オオサトさん(70代・初期の認知症)の娘さんです。

娘さんはお母さんを怒鳴ってしまったことを後悔して、診察室でもひどく落ち込んでいました。

オオサトさんの娘さんのように、怒ってしまったことを後悔するご家族は、実はとても多いんです。

なぜなら、最近のご家族は認知症のことをとてもよく勉強していて、「認知症患者を怒ってはいけない」と知っているからです。

本やインターネットに掲載された情報の中には、著名な医師が「患者の不安が強くなると、認知症が進む可能性があるので、怒ってはいけない」と言っているものがあります。それを知っているご家族は「自分が怒ったせいで、親の認知症が進んだら……」と心配になるわけです。

気持ちの優しい方ほど、そこで思い悩むんですね。

でも、認知症の患者さんを30年以上診てきた私に言わせれば、ご家族が怒ったことで、認知症が進行したケースにはお目にかかったことがありません。

「だから、大丈夫です。どうしてもガマンできないときは、気楽に怒ればいいんです」

オオサトさんの娘さんには、そうお伝えしました。

「悪くならないんですか？　そうなんですか」

とホッとされた娘さん。

面白いことに、「怒っても大丈夫」とわかってからというもの、娘さんはあまり怒らなくなったそうです。「怒っちゃいけない」というプレッシャーが余計なストレスになって、必要以上に怒りやすくなっていたのでしょう。

相手が認知症だからという理由で、気を遣いすぎる必要はありません。

これまでどおりで大丈夫です。

わからないことを、試さないで

さて、親御さんが認知症になると、ご家族はどうしてもやってしまうことがあります。

それが、

「お母さん、今日は何月何日かわかる？」

「お父さん、今日は何曜日だっけ？」

と患者さんを試すこと。

ナカハシさん（80代・女性・初期の認知症）の娘さんも、やはりそうでした。

「うちの母は、寝起きによく混乱するんです。ときどき『ここっちゃ、どこやな』と言ってみたり、私の顔をまるで知らない人みたいに見つめたり……。だから不安で、つい『ここがどこかわかる？　私が誰だかわかる？』と毎朝のように聞いていました」

と娘さん。

これは、患者さんに、認知症の中核症状のひとつである「見当識障害」が出ているせいです。

「見当識」とは、自分が今いるのが「いつ」「どこ」なのか見当をつける能力のこと。

「今は11時半だから、そろそろお昼ごはんだな」とか、

「ここは自宅の台所だから、トイレは廊下を右に曲がったところだな」とか、

そういったことを理解する能力が「見当識」です。

認知症が進行すると、これがうまく働かなくなって、患者さんは自分が置かれた状況がわからなくなります。

病気が進行すると「だれ」もわからなくなるため、家族の顔を見ても「あなたはどなたですか?」と言いだすこともあります。

親御さんが自分のことを忘れるのは、子どもさんからすると、非常にショックです。

だから、ナカハシさんの娘さんも、つい毎朝のように聞いていたわけです。

でも、私からは、

「試したくなる気持ちはわかりますけど、それはやめませんか」

とお願いしました。

だって、患者さんを試しても、ひとつもいいことないですから。

例えば、若くて健康な方でも、突然「今日は何日? 何曜日?」と聞かれたら、ちょっと混乱しませんか? 健康な方でもそうですから、見当識障害のある患者さんはなおさらです。

そもそも、誰かに試されるなんて、プライドが傷つきます。患者さんにとってはそれだけでもつらいのに、さらに悪いことに、患者さんが答えられないと、試した本人が落ち込むのです。

「こんなこともわからなくなってるなんて。あぁもう、うちのお母さんはダメなんだ」と勝手に深刻になって憂鬱になる。

私からすると、なんでわざわざ自分も患者さんもつらくなるようなことを聞くのかな、と不思議なわけですが……。

これからどうなっていくかわからなくて、ご家族は不安なんでしょうね。

ただ、自分の不安を、もっと不安になっている患者さんに引き受けてもらうのは、ちょっとオトナゲないなぁと思います。

それよりも、不安がる患者さんに安心を与えてあげて、心を軽くしてあげたほうが、お互いに気持ちいいんじゃないでしょうか。

この場合の安心というのは、「情報」です。

例えば、私だって街中で突然、「いつもお世話になっています。私が誰だかわかりますか?」なんて聞かれたら、しょっちゅうお会いしている相手でない限り、答えられません。でも、「父のことでお世話になっています、多治見市の〇〇です」と言っていただけたら、頭の中のあいまいな記憶が繋がって、「ああ、〇〇さんですね! こんにちは。その後、お父さんはどうですか?」と気楽に答えることができるでしょう。

試すのではなく、情報を差し出してもらえたら、そこから気負いなく会話をスタートできるわけです。

こんなふうに、こちらから情報を伝えるコミュニケーション方法を、「リアリティ・オリエンテーション」と言います。

これは、認知症介護のプロが使う患者さんの不安解消法で、「いつ、どこ、だれ」がわからなくなっている患者さんに、今の状態をさりげなく伝えて、混乱を防ぐテクニックです。

例えば、「今日は何月何日?」と聞くのではなく、カレンダーを見ながら「今日は3月3日、ひな祭りだね」と伝える。そうすることで、患者さんは「なるほど、今は春なんだな」と自然と理解することができます。

あるいは、「ごはんだよ」ではなく、「晩ごはんだよ」と伝える。すると、患者さんは「今は夕方なのだ」ということがスムーズにわかるわけです。

自分のいる場所や時間を知りたいと思うのは、人間が生まれ持った本能です。だから、これがわかると患者さんの気持ちがスッと落ち着くんですね。

土岐内科クリニックが運営するデイケアセンターでも、スタッフが花瓶の花を見ながら、「朝顔を活けたんです。夏ですねぇ」なんて言うと、

「朝顔か。そういえば、うちの子が夏休みに学校から鉢植えを持ってきて」

「そうそう、うちの子もあのときは……」

と自然と会話が弾むことがよくあります。

さりげなく与えられた情報をもとに、患者さんたちはリラックスして会話を楽しめるわけです。

でも、もし「この花、何だかわかります？」なんて試されていたら、みんな押し黙って、会話は弾まないんじゃないでしょうか。

ですから、もし親御さんが、あなたが誰かわからなくなっている場合は、「私、娘の○○だよ」「長男の○○だよ」と自分から教えてあげてください。

情報という名の安心、どんどんプレゼントしてあげましょう。

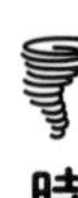

時間軸がズレてくると……

私はときどき診察室で「お父さん」と呼ばれることがあります。

20も30も年上の患者さんに、です。

見当識障害が出て、「いつ」がわからなくなった患者さんは、頭の中の時間軸がどんどんズレて、過去と現在がごっちゃになります。

今の自分が何歳で、いつの時代に生きているのか、わからなくなるのです。

そうなると、80歳の患者さんが、意識の中では、例えば20歳に戻ってしまう。20歳の患者さんからすると、目の前にいる50代の私は、ちょうど父親世代です。だからつい、「お父さん」と思ってしまうわけです。

こうなると、私のほうは「うーん、ずいぶん年上の息子ができたなぁ」と妙なプレッシャーを覚えることもしばしば。

あるいは、80歳の患者さんの意識が、50歳くらいに戻ってしまうこともあります。そんな状態で同年代の奥さんを見ると、「誰だ、この婆さんは。こんな人、知らん」となるわけです。

ある男性患者さんは、外から帰宅した奥さんを指さして、「知らん婆さんが家に入ってくる！」と騒ぐようになりました。

このときは、奥さんが認知症のことをよくわかっていて、「何言っとんの！　アンタの妻でしょうが！」とずかずか勢いよく家に入っていきました。すると、患者さんは「そうか」と納得して、事態がスッと収まったそうです。さっきお伝えしたように、こちらから情報を出してあげたから、患者さんの気持ちが落ち着いたわけですね。

知っていたから、対処ができたわけです。

ただ、心の準備ができていても、やっぱりギョッとすることもあります。

ある女性患者さんの50代の息子さんが、ある日、一人で部屋で寝ていたところ、80代のお母さんが裸で布団に入ってきました。

どうやらお母さんの時間軸は、息子さんと同じ、50代くらいに戻っているようです。

そのせいで、今は亡き夫によく似た息子さんを、自分の夫だと勘違い。夫に喜んでもらえると思い、裸で布団に入っていったのです。

でも、息子さんからしたら、とにかくびっくりです。

思わず「何やってんだよ！」と怒鳴って、お母さんを追い出してしまいました。これは無理もありません。

「そのときの母の悲しそうな顔が忘れられなくて……」と息子さん。

誰も悪くないのに、こうしたすれ違いが起こってしまう。これが認知症の悲しいところです。


ただ、この場合、息子さんにとって大事なことは、「お母さんがそういうことをしたのは、時間軸が狂ったせいだ」と知っていることだと思います。

父と母が、そんなふうにお互いをいたわりあっていた時期があった。

それを息子さんが知るのは少々気恥ずかしいかもしれませんが、そんなふうに考えられれば、少しは気持ちが軽くなるのではないでしょうか。

認知症患者の家族は忙しい

とはいえ、自立した生活がどんどんできなくなる患者さんのお世話をするご家族は、やっぱりとても大変です。

そもそも、認知症介護に携わるご家族は、年代的にとても忙しいものです。

介護者の男性はたいてい働き盛り。女性は子育てしながら、外で仕事もしていたりします。加えて、お子さんが受験だったりする。

ですから、認知症患者さんの介護だけに集中するのは、現実的にはとても難しいんです。

だからこそ、ご家族に強くお願いしたいことがあります。

介護は決して無理をせず、できる範囲でしてください。

認知症を発症して、自制がきかなくなる患者さんは、人によってはかなりわがままになります。その要求のすべてに付き合っていたら、ご家族の生活は、たちまち立ち行かなくなります。

ですから、デイサービスやショートステイなどの介護サービスを積極的に利用して、介護する側はできるだけ「ラク」をしてほしいんです。

ただ、中には患者さんが嫌がって、その手の施設の利用を拒むことがあります。

ミヤウチさん（女性）は80代、初期の認知症です。

お世話をしていたのは、60代の娘さん。

その娘さんの娘さん、ミヤウチさんからするとお孫さんが、出産することになりました。

「やっぱりあの子が心配やでぇ、お産のときは、そばにおってあげたいで、お母さん、その間ショートステイに泊まってくれる？」

娘さんがミヤウチさんにお願いします。

ところが、そんな娘さんの願いを、ミヤウチさんは拒みます。

理由はわかりませんが、「嫌だ、行かへん」とどうしても聞きません。

このときは、さすがに私も怒りました。

「娘さんの大切なときに、どうしてそんなわがままを言うんですか！　娘さんも、いちいちそんなことの許可は取らなくていいの。ショートステイ、どんどん使えばいいんです！」

幸い、ミヤウチさんはショートステイを受け入れてくれました。医者の言うことだからしかたなく、渋々……という感じではありましたが（笑）。

ミヤウチさんの娘さんの場合は無事に出産に付き添えたのでよかったのですが、介護をするご家族の中には、「おじいちゃんが嫌だと言うなら、しょうがない」「お義母さんは自分がそばについていないと、機嫌が悪くなるから」と、自分にとって大切な瞬間や趣味、仕事をあきらめてしまう方がいます。

特に、周りに介護を代わってくれる人がいない主介護者は、そうなりがちです。

でも、患者さんのちょっとしたわがままのために、介護者が人生の大事を棒に振るなんて、そんなのは絶対やめてください。

だって、それでは何のために生きているのか、わからなくなってしまうでしょう。

そんな介護をお嫁さん一人だけにさせるとか、お子さんのうちの一人だけが引き受けるとか、配偶者がたった一人で行うとか、そういうのも、もちろんダメです。

核家族化が急速に進んだ昭和の時代は、残念ながら「誰か一人が犠牲になる介護」が主流でした。

かつて私の母が、ほとんど一人きりで義父（私の祖父）を看ていたように、主介護者が犠牲となってつらすぎる思いをしていたわけです。

そんなことがないように、平成12年に国がスタートさせたのが「介護保険制度」です。

この制度では、「要介護認定」を受けた被保険者の誰もが、段階に応じた介護支援サービスを受けられます。少子化がますます進むこの国にとって、なくてはならない、すばらしい制度だと思います。

だから介護者はこれを、積極的に利用すべきなのです。

ときどき「介護保険制度は、まず患者さんのためにあるのだから、施設に預けるときは、患者さんの意思を第一に尊重して……」なんて言う方がいますが、そんなのは、介護を経験したことがない方のセリフだと私は思います。

第一に尊重されるべきは、患者さんの生活を支えているご家族です。

利用できる制度はどんどん利用して、介護者さんがまず笑顔になる。

その笑顔で、言葉がわからなくなってきた認知症患者さんが救われることはとっても多いのです。

楽しい気持ちは、そばにいる人に移りますからね。

介護者であるご家族も、楽しみをあきらめない。

超高齢化が進む今、われわれは、そんな令和時代の介護に踏み出さなければなりません。

「デイサービス」が人気なワケ

介護保険制度で利用できるサービスの中で、特に人気が高いのが「デイサービス」です。

デイサービスとは、患者さんが日帰りで、様々な介助サービスを受けられる施設のこと。

入浴、食事、リハビリ、レクリエーションなどをしたり、施設によっては、クラブ活動があったりします。ときには、遠足で遠出をすることも。他にも、近所の公園でお花見をしたり、観劇に出かけたり……。

こうしたデイサービスが誰に人気かというと、まず、介護するご家族です。

患者さんが出かけている間、ご家族はホッとひと息つけます。

介護生活は終わりが見えづらいので、こうした「ひと息」をどれだけつけるかが、介護継続のキモになるんです。

もちろん、肝心の利用者さん、つまり患者さんにも非常に人気です。

先ほども言ったように、認知症患者さんのご家族というのは、年代的にとても忙しいものです。

そのため、患者さんは昼間、家にいても、一人で放っておかれることがどうしても多くなります。その間は、誰とも口を利かずにボーッとせざるをえませんから、これは脳的にもよくありませんし、何より患者さんがさびしがります。

「誰もかまってくれない……」

退職後に認知症を発症した私の祖父が、ポツリと漏らしたひと言は、今も忘れられません。

当時のうちの家族構成は、祖父、父、母、姉、私の5人。父は仕事で、姉と私は学生、昼間はほとんど不在でした。専業主婦だった母は介護だけでなく家事にも手抜きがありませんでしたから、そうそう祖父の相手ばかりもできなかったろうと思います。

もし、あの時代にデイサービスがあったら……。

おそらく、祖父はあそこまでさびしい思いをしなかったのではないでしょうか。

土岐内科クリニックでは、デイサービスも運営していますが、利用後の患者さんをご自宅までお送りすると、

「やっぱりねぇ、デイサービスから帰ってくると、おばあちゃんの表情、すごくイキイキしてるのよ」

そんなふうに言ってくださるご家族がとても多いです。

行けば患者さんは介護スタッフたちと会話もしますし、同年代のお知り合いもできます。

みんなでごはんを食べながら、

「今日のオカズはおいしいですねぇ」

「そうですか、うちには昨日、孫が来てね……」

と会話はかみ合っていなくても、楽しくおしゃべりをするだけで、意識はずいぶんシャッキリします。

また、よそ様の前なので、いい顔をしようとする患者さんもたくさんいるのですが（笑）、実はこれがすごく大事です。

人前でちゃんとしようとすると、脳に気合が入ります。

中には、おしゃれしてくる人もいますし、家ではめったに言わない冗談なんかも飛び出して、大声で笑っている患者さんもたくさんいます。

この楽しい刺激が、認知症の進行をゆっくりにする可能性はとても高いのです。

さらに重要なのが、デイサービスに行くと、お風呂だ、ごはんだ、みんなでゲームだ……とやることが目白押しなので、患者さんがほどよく疲れて、夜、ぐっすり眠るようになることです。

患者さんがしつこく同じ話を繰り返すとか、暴言がひどいとか、認知症介護にはつらい局面がいろいろありますが、それでも、介護者さんが睡眠さえしっかり取れれば、わりとなんとかなるものです。

でも、患者さんが昼間、デイサービスにも行かず、一人で家でボーッとしているとなると、その間にどうしてもウトウトしますから、夜はぜんぜん眠らなくなります。すると、頻繁にご家族を起こすようになるわけです。介護する側が眠れなくなったとき、「もう家では看られん」ということになります。

大切な家族と、できるだけ長く家で過ごしてもらうためにも、患者さんにはぜひデイサービスに行ってもらってください。

親の「プライド」を、子どもが判断しない

「デイサービスですか……。うーん、どうだろう。うちの父親はプライドが高いから……」

私が診察室でデイサービスの利用を勧めると、そんなふうに言うご家族がいます。

特に患者さんが男親の場合、そういうお子さんが多いです。

ちなみにこの手のお子さんは初診のときに、「うちの親の前で『認知症』とか『ボケ』という言葉を絶対に使わないでください！」と言ったりもします。

親御さんのプライドが傷つく……と思うのでしょう。

ただ、実際の親御さんはどうかというと、認知症の診断を受けても、「あぁそうですか。自分でもそう思ってました」とひょうひょうとしていることがよくあります。親御さんに気を遣っていたお子さんは、拍子抜けです。

デイサービスの場合も、同じだったりします。

家では厳格で無口なお父さんが、デイではすごくひょうきんでギャグばかり飛ばしていたりする。家で見せる表情と、外で見せる表情は全然違っていて、すごく楽しくやっていることも多いのです。

介護スタッフに、

「お父さんはすごく面白いから、うちのデイの人気者なんですよ！」

と言われたご家族が、

「うちのお父さんって面白味がないと思ってたけど、外ではこういう人だったんだ……」

「こっちが気を揉んでたのは、一体何だったんだ」

とあきれたり苦笑したりということは、本当によくあります。

だから、お子さんが親御さんに気を遣って、勝手に「プライド」を判断しなくていいんです。

「こんなところがあるんだけど、行ってみる？」と、気軽に聞いてあげてください。


それでも親御さんが「行きたくない」と言うようであれば、ケアマネージャーを頼るのもいいと思います。

ケアマネージャーは、要介護認定を受けた患者さんにどのようなサービスが必要かを判断して、それぞれの事業所とのやりとりを担ってくれる人です。デイサービスを利用する際も、ケアマネージャーが、患者さんに合いそうな場所を探してくれます。

このケアマネが患者さんにデイサービスの利用を勧めると、それまで渋っていた方も、意外なほどすんなり「じゃあ、行ってみます」と答えてくれることがあります。認知症になっても、社会性は残るので、家族にはわがままを言う患者さんも、ケアマネの前ではものわかりのよい顔をすることが多いのです。

いざとなったら、ぜひ頼ってみてください。

仲良くケンカするために

それでも実のお子さんなら、比較的気兼ねなく、親御さんに向かって「デイサービスに行って」と言えるものです。

特にコミュニケーションに長けた女性たち――娘さんとお母さんのやりとりは診察室で聞いていてもどこか楽しく、

「先生、うちの娘っちゃあ、私にちっともごはんをくれないんですよ！」

「ばぁかな、何言っとんのよ！　お母さん、ボケとるもんで、食べとるのに忘れちゃっただけやらぁ！　まったくもう、人聞きの悪い……」

「誰がボケとるの。失礼な娘やねぇ。ねぇ、先生からも、ちゃんとごはんをくれるように、この子に言ってやってくださいよ」

「うわ、先生にほうやって……。あーもう、ほんっとに、ごがわく（頭にくる）！」

とキツイけれど気が置けない会話の応酬に、つい笑わされてしまいます。

お母さんは実の娘に対してまったく遠慮はありませんし、介護してもらうのも「当たり前」という感じです。

一方の娘さんも言いたいことをポンポン言って、ときには怒ったり、あまりの理不尽さに笑いだしたり。

きっと家でも、こんなふうに仲良くケンカしているのでしょう。

言いたいことを言い合っているので、比較的ストレスは溜まらなそうです。

一方で、長男のお嫁さんが、義理の両親のお世話をしているケースがたくさんあります。

こうした「義理の関係」は、どこかギスギスしていて、診察室での会話にも緊張がみなぎります。

例えば、お舅さんやお姑さんは、お嫁さんに気を遣って、

「うちはお嫁さんがいいから、本当にようやってくれてねぇ」

と愛想のよい声で言うのですが、なんというか目が笑っていません。

それを後ろで聞いているお嫁さんも、やっぱりどこかしらけています。

「ホントはそんなふうに思ってないくせに、お世辞ばっかり」と思っているのでしょう。

こんなふうに、義理の関係では本音を出しづらいので、ただでさえストレスが溜まる介護に、言いたいことが言えないストレスが上積みされます。

仲良くケンカできない関係だと、介護は余計にストレスフルなのです。

ですから、認知症に限らず介護というのは、患者さんの配偶者さんか、実の親子関係にある方が主介護者になるのが理想です。お嫁さんに自分の親を看てもらっている男性は、その点を強く意識してもらいたいと思います。

少子化の影響で、「お嫁さんも一人っ子」というご家庭が、この先どんどん増えてきます。

そのとき、お嫁さん側のご両親は誰が看るのか。

一人娘である、お嫁さんしかいませんよね。

これからは男性も、自分の親は自分で看るのが当たり前になります。

例えば、平安時代は、男性が妻の実家へ出向く通い婚であったようです。

そんなふうに、それぞれの家でそれぞれの親を看て、会う必要があるときに、どちらかの家へ出向く。

そんな古の風習を採り入れてもいいのかもしれません。

第3章 困惑の秋

【中期・中等度】

暴言・妄想・徘徊・幻覚……
認知症特有の困った症状が
どんどん出てきて、
家の中に、混乱の嵐が吹き荒れます。

支える家族にとって、もっともつらい時期です。

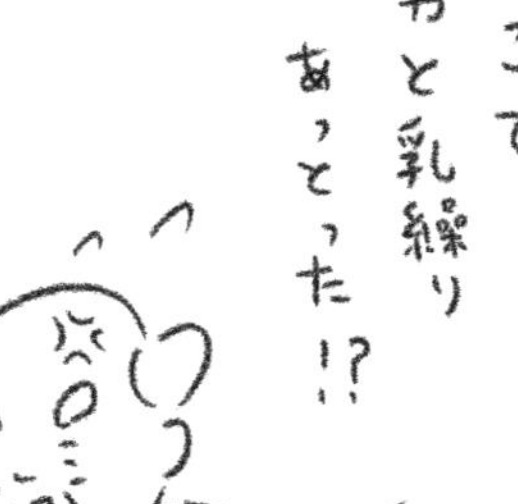

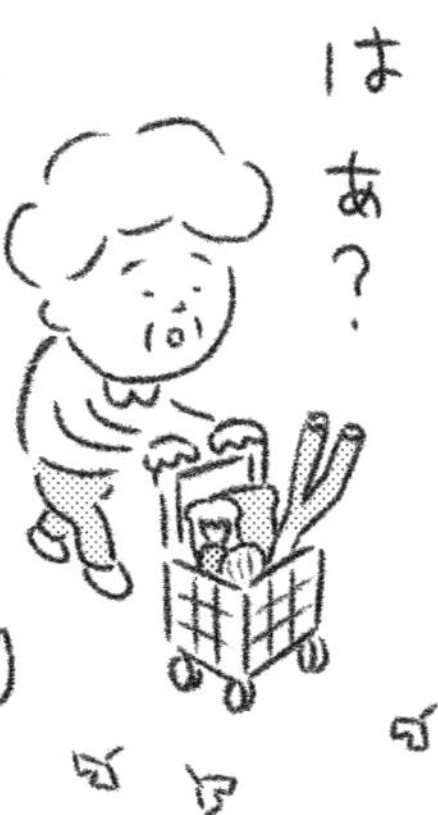

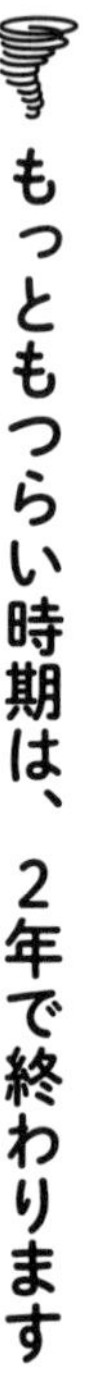

もっともつらい時期は、2年で終わります

「母が言うんですよ。『うちの座敷に、知らん子がおる』って……」

そう話すのは、マエダさんの付き添いでいらした娘さんです。

マエダさんは長年美容師さんをしていた、90代の女性患者さん。何年か前からもの忘れが出てきて、クリニックに通院しています。

「そうですか。で、実際にいるんですか、その子どもは」

私が聞くと、娘さんはため息をつきながら、

「それが……おらんのですねぇ。誰も」とうなだれます。

肝心のマエダさんは、「誰がほんなこと言ったん？　言っとらんでしょう！」とまるで濡れ衣を着せられたかのようにプリプリ怒っています。自分で言ったことを忘れているんですね。

どうやらマエダさんには、認知症の「周辺症状」のひとつである、「幻覚」が出てきた

ようです。

周辺症状とは、中核症状が進行すると出てくる症状のこと。

中核症状は、脳細胞がダメージを受けて、記憶力や管理能力が落ちる状態のことでしたね。そのせいで、患者さんは同じ話を繰り返したり、しょっちゅう探し物をするようになります。こうした中核症状はすべての認知症患者さんに共通して表れる症状です。

一方の周辺症状は、患者さんが置かれた環境によって出てくる症状なので、人によって違います。

お金に苦労してきた人であればお金のことばかり言うようになったり、今が不安な人は過去に自分が暮らした場所に戻ろうとして徘徊したり、自分の思いをうまく言葉で伝えられなくなった人は言葉の代わりに暴言・暴力を振るうようになったり。

どんな精神状態が反映された結果かはわかりませんが、マエダさんのように幻覚を見るのも、周辺症状のひとつです。

実は、ご家族が本当に困るのは、もの忘れなどの中核症状ではなく、こうした周辺症状のほうなのです。

中核症状のもの忘れが出て、同じことを何度も繰り返し聞かれると、確かにご家族は「しつこい！　めんどくさい！」とイライラしますが、それでも、さほど実害はありません。

しかし、しょっちゅう幻覚を見て騒ぎだす、徘徊して行方がわからなくなる、暴言や暴力が出る、便を壁になすりつけるといった周辺症状が出てくると、ご家族は患者さんからひとときも目を離せなくなります。

こんな状態が、一体いつまで続くのか……。

終わりの見えないことが、介護家族をさらに苦しめます。

ですから、この時期に、施設への入所を考えるご家族も多いのです。


ただ、周辺症状が出た患者さんのご家族に、私が必ずお伝えしていることがあります。

それが、「周辺症状は、放っておいても必ず1～2年で落ち着く」ということです。

これ、知らないご家族が意外と多いんですが、介護者にとって本当につらい時期は、それほど長く続きません。患者さんの体力の低下と共に、周辺症状はどんどん減っていくのです。

介護者さんがこのことを知っているだけで、ずいぶんと気持ちがラクになるのではないかと思いますが、どうでしょうか。

さらにもうひとつ、ご家族にお伝えしているのが、「患者さんの気持ちを穏やかにする薬があります」ということです。

周辺症状の中でも特に困るのが、患者さんがやたらとカッカして攻撃的になることです。病気が原因で怒りやすくなることを「易怒性（いどせい）」と言いますが、この易怒性は、ある薬を服用すると2週間ほどで落ち着いて、

「鬼の形相で殴りかかってきたおばあちゃんが、本当に穏やかになりました。これなら全然、うちで看られます」

と言うご家族はとても多いんです。

周辺症状がそれほど長く続かないこと、そして、患者さんの易怒性をやわらげてくれる

薬があること（薬についてはのちほどお話しします）、これらの事実を知っているか知らないかで、ご家族の負担は大きく変わります。

認知症介護にとって、まさに「知識は力なり」なのです。

幻覚への対処は「聞いてみる」

知識があればわりと簡単に対処できるのが、周辺症状で出てくる「幻覚」です。

患者さんの中には、マエダさんのように「子どもが見える」という方や、「死んだ親類が来た」「知らない人が家にいる」という方が多いのですが、他にもユニークな幻覚を見る方がたくさんいます。

幻覚が特に出やすいのがレビー小体型認知症ですが、私が診たレビーの方だと、

「小さい虫がたくさんおる」というオーソドックスなものに加えて、

「箱の中に赤ちゃんを抱いたサルがおる」

「お嫁さんが屋根に立っとる」

「手乗りのゾウがおる」

「天井から誰かがぶら下がっとる」

といった方がおられました。

なかなかすごいものが見えていますね。

独創的なファンタジーか、ホラー映画のようです。

そんなものを見ている患者さん本人も怖いだろうと思いますが、それを聞かされたご家族もずいぶんと気味が悪いものです。

マエダさんの娘さんも、

「もう、誰もおらんでしょ！　変なこと言わんで。しっかりしてよ～」

とお母さんの言うことを、毎回否定していたそうです。

ただ、レビー小体型認知症の方の中には「これは幻覚だ」と自覚がある方もいるのですが、それ以外の認知症の場合、周辺症状が出る頃になると、「おかしいのは自分かもしれない」と気づく能力が低下しています。

そうなると、マエダさんの娘さんのように「そんなものいない」「しっかりして」と諭(さと)

しても意味がないわけです。

では、どうしたらいいのか。

私はご家族に、「患者さんの話に関心を持って、どんな幻覚が見えているのか、聞いてあげてください」とお伝えしています。

例えば、マエダさんが「うちに知らない子どもがおる」と言うなら、

「え〜、ホント。何歳くらいの子？」

「小さい子」

「そうなんだ。学校行ってそう？　それとも幼稚園くらい？」

「幼稚園くらいかねぇ」

「へぇ……。それで、その子、何しとるの？」

「座ってテレビ見とるねぇ……」

という具合でしょうか。

認知症患者さんは幻覚を見るものだとご家族が知っていれば、ギョッとせずに、そうい

うことを聞く余裕も持てるわけです。

実際に、娘さんが「お母さん、どんなものが見えてるの？」と聞くようになると、マエダさんは自分は拒絶されてない、受け入れられている、と感じるのでしょう。それまでは「誰もおらんでしょう」と娘さんが否定するたびに、「そんなことない！」と目を三角にして怒っていたそうですが、

「母は話を聞いてもらえるだけで、どうやら気持ちが落ち着くようです。機嫌よく話してくれて、そのうちお茶なんかを飲み始めると、どうやら幻覚のことも忘れるみたいで……」

と娘さん。

なんだ、幻覚をやりすごすのって、こんなに簡単なことだったんですね、と安心されたようでした。

ちなみに、幻覚を見ている方に話を聞くときのポイントは、「相手の話に関心を持って聞く」ということです。

認知症介護の現場では、「幻覚が見えているなら、相手に話を合わせましょう」ということがよく言われるのですが、では、「話を合わせる」とはどういうことか？

それは「ハイハイ、そこになんかいるのね」と適当にうなずいて話を合わせるということではなく、患者さんと同じ目線に立って話すということです。

患者さんと同じ目線に立つには、患者さんが見ているものを知る必要があります。

ですから、「この人には何が見えてるんだろう？」と、ぜひ興味を持って、「どんなものが見えてるの？」と具体的に聞いてあげてほしいのです。

もしも変なものが見えて患者さんが困っているなら、見えているものを一緒になって追い払うマネをしてあげるといいと思います。

「パンの中に虫がいっぱいいて、食べられない」と怖がっているなら、「じゃ、違うのを用意するね」とパンを替えてあげる。「天井から人がぶら下がっていて、気持ちが悪い」と言うなら、「じゃ、ちょっと向こうの部屋に行っててね。その間に、その人には出ていってもらうから」と話を合わせる。話を合わせるというのは、そういうことです。

頭の中で見えている映像を修正できない患者さんを正そうとするのはやめて、その現実にただ寄り添ってあげる。
それだけで患者さんは、十分満足なさると思います。

「お金盗った！」は介護の勲章

一方、寄り添うだけではなかなか満足してくれないのが、「モノ盗られ妄想」が出てきた患者さんです。
モノ盗られ妄想とは、周辺症状で出てくる「妄想」の一種で、財布や通帳など金目のものを盗まれたと思い込むこと。
自分の管理能力に自信がなくなった患者さんは、大事なものほど誰かに盗られないように、頻繁に隠し場所を変えたがります。しかし、隠したことを忘れてしまい、誰かに盗まれたと思い込むようになります。やがて、家族に向かって「アンタ、私のお金、盗ったやらぁ」と言うようになるのです。
家族が財布や通帳を見つけてあげても、

「フン、アンタが盗んだものを、見つけたフリして持ってきたんやらぁ」

「うちには泥棒がおるんや」

とネチネチ責めるのをやめません。

責められたご家族の中には、「おばあちゃんが自分でそこにしまって、忘れちゃったんやらぁ」と懸命に説明する方もいますが、残念ながら説明するのは意味がありません。

先ほども言ったように、この時期の患者さんは、自分がまちがっている可能性に気づけません。筋道立った話も理解できなくなっていますから、説明されると混乱して、かえって怒りだすのです。

どうやら、お金で苦労した経験がある方ほど、大切なお金に執着して、モノ盗られ妄想が出る傾向があるようです。


「なんで一番おばあちゃんの面倒を看ている私が、泥棒扱いされんといかんの？」

疲れた顔でそう言うのは、クワタさんのお嫁さんです。

90代のクワタのおばあちゃんは、ご主人の存命中は、一緒に農業をなさっていました。

もともとはおおらかで気風（きっぷ）のよい、気持ちのいい方だったそうです。

それが、何年か前からもの忘れがひどくなってきたと思ったら、

「嫁が私の通帳を盗む」

「勝手に通帳から年金を引き出しとる」

そう言って聞かなくなりました。

しかも、それをご近所さんに吹聴してしまうのです。

もちろん、そんなことしていないお嫁さんは、

「なんで私がそんなことするの」

「通帳はおばあちゃんがいつも失くしちゃうもんで、お父さん（クワタさんの息子さん）が預かって、管理しとるんやらぁ」

と言うのですが、クワタさんは「嘘ばっかり！」と聞く耳を持ちません。

これ、不思議なんですが、「お金盗った！」と言われるのは、必ず患者さんの面倒を一番看ている人です。

たいていは娘さんか、長男のお嫁さんですね。

誰よりも尽くしているのに、そんなことを言われるなんて、面倒を看ているほうからすると、たまったもんじゃありません。

ただ……私は「アンタお金盗ったでしょ!」は、患者さんの「この人がいないと困る」の裏返しじゃないかと思っています。

患者さんは、いろいろなことがわからなくなっていく自分がとても不安です。だから、一番一緒にいてくれる人、一番頼りにしている人に、いつも意識が向いています。その人しか見えない状態だから、嬉しいことも不安なことも、起こったことはすべてその人に結びつけて考えます。だから、失くしものがあれば、「アンタが盗った!」となる。そういうことじゃないかと思うのです。

つまり、「お金盗った!」は介護の勲章。

もらって嬉しい勲章ではまったくないと思いますが……。

でも、患者さんは頭ではないどこかで、「誰よりも面倒を看てくれているのは、この人だ」とわかっているのではないでしょうか。

ですから私は、患者さんがまだモノ盗られ妄想を発症する前なら、ご家族の中で主介護者になりそうな方に、「患者さんの面倒を一番看ることになるのはあなたですか？　だったらあなたはこの先、絶対に『お金盗ったでしょ』って言われますからね」と必ずお伝えすることにしています。

こうして先にお伝えしておくと、後日診察にいらしたご家族が、
「先生、ホントに『お金盗った』って言われました〜」
とちょっと笑って教えてくれます。

前もって知っていればショックを受けずにいられますし、「ホントに言った！」となぜか笑えて、人に話したくなります。

そのとき、認知症介護のつらさをわかってくれる相手に、「こんなことがあったんですよ」と打ち明けることができれば、それだけで介護者さんの心が軽くなることがあるんです。

あるいは、すでに患者さんがモノ盗られ妄想を発症しているなら、私は主介護者さんに

先ほどの話をして、「あなたが患者さんを一番看ていること、本当は患者さんが誰よりもよくわかってますからね」とお伝えします。

介護者さんにとっては、尽くしても尽くしても、それが患者さんに伝わっていない気がするのが、何より切ないのだと思いますが……。そんなことはありません。きっと伝わっていると思います。

ですから、「アンタがお金を盗った！」と言われている方は、ご自分の介護に、ぜひ自信を持ってください。

ただ、そう言われるということは、もう十分頑張っているということでもありますから、くれぐれも息抜きを忘れないようにしてほしいと思います。

嫉妬妄想でやぶ蛇に

認知症患者さんの妄想の対象になるのは、たいてい、いつもそばにいて、一番お世話をしている方です。

ですから、患者さんの配偶者が、妄想の対象になることもよくあります。

配偶者におよぶ妄想被害の中でも、特にやっかいなのが「嫉妬妄想」です。

嫉妬妄想とは、患者さんが配偶者の浮気を疑うもの。

自分が衰えてきたという自覚が、「配偶者から見捨てられるかもしれない」という不安を生み、嫉妬妄想へ発展するようです。


先日、コバヤシさんの付き添いでいらした奥さんは、まさに、この嫉妬妄想に悩まされていました。

80代のコバヤシさんは重度の血管性認知症です。同じく80代の奥さんと二人暮らしで、お世話は主に奥さんがしています。

そんな奥さんが診察室で声を潜めて、

「主人の思い込みが本当に激しくて……。この前なんてほんの30分、買い物に行っとっただけやのに、『どこで男と乳繰り合っとった！』ってものすごい剣幕で怒鳴るんですよ」

乳繰り合う……年代を感じさせる、強烈なボキャブラリーです。

こんなふうに、嫉妬妄想の患者さんは、配偶者を面と向かって責め立てるので、奥さんはおちおち買い物にも行けません。

また、近所の方と少し挨拶を交わしただけでも、「浮気している」と言い出すこともあり、おちおち立ち話もできないと言います。

どこにも出かけられず、おしゃべりもできない奥さんのストレスは相当なものでしょう。


配偶者に嫉妬妄想を抱くのは、もちろん男性ばかりではありません。

奥さんのほうが「この人、浮気ばっかりしとる」と激しく責め立てることもあります。

ご主人はもちろん「俺は浮気なんかしとらん！」と答えるわけですが、中には、奥さんの責めがあまりにも執拗で、「今はしとらん！　……昔はしとったけど」と過去の過ちをポロリとこぼす方もいます。

私の臨床経験からいって、これはいけません。

不思議なことに、男性が過去の浮気を白状すると、

「え、何。アンタ昔、浮気しとったの？　誰と？　どういうこと？」

と奥さんの意識が急にしっかりすることがあります。それまで奥さんの意識をぼんやり霞ませていた頭の中の霧が、どうやらこのときだけ一気にパッと晴れるようなのです。

こうなるとやぶ蛇で、ご主人は過去の浮気をほじくり返されて、延々と怒られるハメになります。

ですから、いいですかご主人。

嫉妬妄想が出た患者さんのために、本当のことは言わないでおきましょう。

これは決して嘘をつくというわけではなくてですね……と言えば言うほど、なんだか言い訳じみてきた気がするので、この話はこのへんでやめておきましょうか。

周辺症状は、薬で抑えられる

モノ盗られ妄想も、嫉妬妄想も、1回や2回出てくる程度なら、ご家族はたいして困りません。問題は、これがしつこく延々と繰り返されるということです。

おまけに認知症特有の易怒性もあって、患者さんの中には、本当に鬼のような形相(ぎょうそう)で食ってかかってくる方もいます。暴言だけでなく、暴力やモノを投げつけてくることもあり、妄想が出てきた患者さんを抱えたご家族は、ほとほと疲れ果ててしまうのです。

「妄想は修正できないっていうから、放っておくしかないでしょう」

そう言って事態を放置するご家族もいますが、そのせいで不幸な事件になることもあります。

あるご家庭では、奥さんの嫉妬妄想があまりにもしつこくて、介護をしていたご主人がゴルフクラブで奥さんの頭を殴ってしまいました。警察沙汰になったのです。

ご家族だって「病気のせいで、しつこく絡んでくるんだ」とわかってはいても、そうそうガマンできるものではありません。

こうなると、ご家族は介護施設などへの入所を検討することになります。

ただ、この時期のご家族にぜひ知っていただきたいのが、周辺症状をコントロールすることは7~8割は可能だということです。

そのための薬が、「メマリー錠（メマンチン塩酸塩錠）」です。

メマリーを用いた治療で、患者さんの幻覚・妄想・易怒性で疲れ果てたご家族から、「先生、本当に穏やかになりました」と感謝されたケースは、実に千例以上にも上ります。

80代のサカモトさん（女性）とご家族も、メマリー錠に救われました。

サカモトさんは中等度のアルツハイマー型認知症で、クリニックに初診でいらしたときは、すでにモノ盗られ妄想が強く出ていました。

そのせいで、ほとんど毎日のように、

「アンタ、私のお金、盗ったやらぁ！」

「この歳まで生きてきて、家族にお金を盗まれるなんて、情けなくてまぁ死にたいわ！」

と叫び通し。

被害は主介護者のお嫁さんだけでなく、息子さん、お子さん、お孫さんにまで及びました。

最初は反発していたご家族も、途中からはその力さえなくなったと言います。介護負担が極限を迎えると、怒りすら湧き上がらなくなり、感情が平坦になってしまうのです。

そんな疲れ果てた息子さんが、診察室ではじめに言ったのが、

「介護生活ですべての涙を流し切りました。今、ばあさんが亡くなっても、泣けないかもしれません。せめてお葬式で涙を流させてください……」

そんな切実な言葉でした。

そこで、私がサカモトさんに処方したのが、メマリー錠です。

メマリー錠は、認知症の進行抑制薬です。進行抑制薬を大きく分けると、次の二種類があります。

ひとつは、気分が落ち込みヤル気がでないなどの状態を改善して、患者さんを元気にするアクセル系の薬。

もうひとつは、元気が出すぎたり怒りっぽくなったりする状態を緩和して、患者さんを落ち着かせるブレーキ系の薬です。メマリーはこちらで、興奮しやすい患者さんを穏やかにしてくれます。

実は、医師の中でもこれらの違いを理解していない方が多く、興奮しやすい患者さんにアクセル系の薬（アリセプト、レミニール、リバスタッチパッチなど）を処方することがあります。これは火に油を注ぐようなもので、患者さんの易怒性や攻撃性をさらに悪化させてしまいます。

ですから私は、サカモトさんには、ブレーキ系のメマリー錠を服用してもらいました。

それから2週間。

診察の付き添いでいらした息子さんとお嫁さんが「信じられない」と漏らしたほど、怒鳴ってばかりのサカモトさんが穏やかになりました。

「おばあちゃん、ホントに前みたいに優しくなって……」

「これならうちで面倒を看られます。ありがとうございます！」

と息子さんご夫婦は、とてもうれしそうでした。

その後しばらくして、サカモトさんは高齢のため心不全となり入院。「最期は家で看取りたい」という息子さんたちが待つ家に戻り、3日後にお亡くなりになりました。息子さんご夫婦、お孫さん、ひ孫さんに囲まれて、穏やかに旅立たれたそうです。

もちろんご家族は、いっぱいの涙を流しました。

「薬を使うのは、うちの親の人格を変えてしまうようで嫌だ」

とときどき薬の処方を嫌がるご家族もいますが、私はこの考えには賛成できません。

なぜなら、このタイミングでメマリー錠を使えば、患者さんのこの先の人生だけでなく、患者さんがこれまで歩んできた人生も、守ることができる。私はそう考えているからです。

サカモトさんのように認知症で妄想や易怒性が強く出ると、それまでどんなに穏やかで優しかった方も、ご家族にとって「大変な人」「困った人」に変貌します。

本来なら「あの人はいい人だった」と愛をもって惜しまれるべき方が、認知症になったばっかりに「最後は暴言を吐いて暴れまわって……あの人には本当に手を焼いた」とご家族にうんざりした顔で語られることになるのです。

そうなることを、健康だった頃の患者さんが望むでしょうか？

決してそうではないでしょう。

体重測定を必ず行って、薬を必要最小限の量にすれば、副作用も少なくてすみます。

患者さんご自身のためにも、ぜひ薬を上手に使ってください。

異常性欲は退所の原因に

患者さんの攻撃性を抑えてくれるメマリー錠を服用することで、抑えられる周辺症状がもうひとつあります。

それが「異常性欲」です。

「主人の性欲が強くて困っています」

これは、80代の男性患者・ヨコヤマさんの、同年代の奥さんの訴えです。

アルツハイマー型認知症を発症したヨコヤマさんが、朝も昼も求めてくるようになり、奥さんはつらくてたまらないとのこと。腰部脊柱管狭窄症を患っていることもあって、

「これ以上はどうしても対応できないんです。どうしたらいいでしょう」

とても困っていました。

そこで、メマリー錠を処方。

すると、4週間ほどでヨコヤマさんの異常性欲が落ち着きました。

ヨコヤマさんだって、男として、人生の最後を「色ボケ」で終わりたくはないはずです。患者さんの沽券を守るためにも、ご家族はぜひ治療に踏み切ってほしいと思います。


実は、こうした異常性欲は、介護の現場で問題になっています。

男性患者さんが強引に迫ってくると、力が強いので、周囲の人間が押さえ込むのも難しくなります。そのせいで、残念ながら辞めてしまう女性介護士も少なくありません。

患者さんが女性なら、そこまで力が強くないのでさほど問題にならないのですが……。

それでも、男性である私でさえ、異常性欲の女性患者さんに股間を触られたときは、思わず「ひゃぁっ！」と悲鳴を上げてしまいました。人間、大事な部分に手を伸ばされると、男女を問わず、本能的にギョッとするのです。


ちなみに、介護施設に入居中の方に異常性欲が出てくると、強制的に退所させられてしまうこともあります。

異常性欲の患者さんは、介護スタッフのみならず、同じ入居者仲間に執着することがあり、相手のご家族に嫌がられて、「うちのオフクロが心配だから、あの人を退所させて！」となるからです。

そして、ここが本当に困るのですが、異常性欲が原因で退所させられた方は、よそでも同じことをする可能性がありますから、どこの施設も嫌がって受け入れなくなります。

ただ、このことについては、施設のスタッフや医療の側の怠慢もあって退所になるケースもある……と私は思っています。

怠慢というのは、異常性欲をコントロールできる薬があるのを知らず、それを試してもみないで退所させている、ということです。

異常性欲が出なければ、本来は、もの静かで優しい患者さんかもしれません。

ぜひその可能性を考慮して、治療をしてほしいと思います。

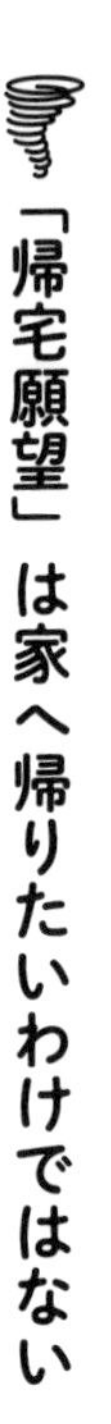

「帰宅願望」は家へ帰りたいわけではない

「長らくお世話になりました。そろそろ帰ろうと思います」

とまとめた手荷物を持って、家から出ていこうとする。

これも認知症患者さんによく見られる周辺症状のひとつ、「帰宅願望」が出た状態です。

80代のツクダさん（女性）は中等度のアルツハイマー型認知症です。

最近、帰宅願望が強く出るようになり、やたらと家から出ていこうとするため、ご家族はとても困っています。

「自分の家にいるのに、『実家に帰る』って聞かなくて……。お母さんが生まれ育った田舎のことかと思って、一度連れて行ったんですけど、それも違うらしくて、まだ『帰る』って言うんです」

そう言うのは、ツクダさんと同居している娘さんです。

帰宅願望が出た女性患者さんの場合、だいたい半分は、ツクダさんのように「実家に帰りたい」と言い出します。

ただ、彼女たちが本当に実家に帰りたがっているのかというと、そういうことでもないようです。

この時期の患者さんは時間軸が狂うことがよくあり、意識の中では、10代や20代、30代、40代の若い頃に戻っています。

「実家に帰りたい」という患者さんの場合、どうやら患者さんのお母さんが生きていた時代まで、時間が戻っていることが多いようです。

つまり、患者さんが「帰りたい」のは、その時代の実家。自分を守ってくれる優しいお母さんが待っていてくれるところです。

もしかすると、様々なことがわからなくなっている自分が不安で、守ってくれるお母さんを無意識に求めているのかもしれません。

「子どものごはんを作るので、そろそろ帰ります」

そういう女性患者さんも、かなり多いです。

私が協力医を務める土岐市のグループホームでも、夕方になると、「子どものお弁当を作らないかんから、帰ります」と言い出す方がたくさんいます。

このときの患者さんの時間軸は、成人前のお子さんのお世話をして、さらにご主人のお世話もして、人によっては外で仕事もしていた時代に戻っているのでしょう。とにかく毎日寝る間もないほど忙しかった時代です。当時は「なんで自分ばっかりこんなに忙しいの⁉」と愚痴をこぼしていたかもしれません。

でも、忙しい時代というのは、それだけみんなから必要とされた時代で、充実していたときでもあります。

そんな時代に意識が戻っている患者さんは、もしかすると誰かのお世話になるばかりの自分に、自信をなくしているのかもしれません。

だから、自分が誰かの役に立っていた時代へ帰りたがるのではないでしょうか。

では、男性はどうかというと、「今日は大事な取引があるから、行ってくる」と出かけようとする方が多い気がします。

会社でバリバリ働きながら、奥さんや子どもの生活を支えていた、大変だけれど充実していた時代に戻っているわけです。

大切な人に頼られることが、人間にとっては、やはり大きな喜びなのでしょう。


ときに不安だったり、無力感にさいなまれていたり。そんな患者さんの気持ちが、頭の中を、安心できた時代、充実していた時代へ戻すようです。

ですから、患者さんの時間が戻って、安心を求めているようなら、お子さんが大人になって、ぜひ甘えさせてあげてください。

逆に、患者さんが誰かの役に立ちたがっているようなら、ちょっとした仕事をお願いするといいと思います。

認知症になると、例えば料理をするにしても、「手順」がわからなくなります。きんぴらごぼうを作るなら、どの野菜を切るのか、切ったあとどうするのかがわからなくなるのです。しかし、「ごぼうをキレイに洗う」とか、「ささがきにする」とか、ひとつひとつの作業はけっこうできます。

患者さんの帰宅願望が落ち着くまで少し時間はかかると思いますが、親御さんを甘えさせてあげたり、逆に甘えてみたり。お子さんがこれをできるようになると、患者さんはずいぶん安心すると思います。

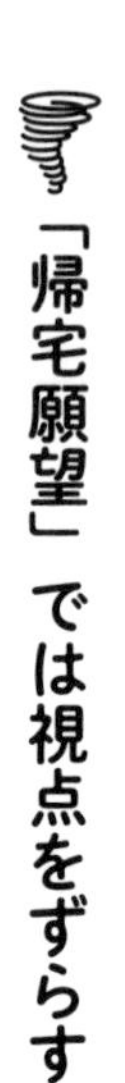

「帰宅願望」では視点をずらす

患者さんの帰宅願望が出るのは、だいたい、お昼過ぎから夕方にかけてです。

この時間帯は、デイサービスなら終業時間に向けてスタッフが仕事の手を早めたり、家庭なら介護者さんが夕飯の買い物に出かけたり、子どもを迎えに行ったりして慌ただしくなります。

どこか気ぜわしくソワソワとした空気が、患者さんにも伝染るようです。そのため「自分も帰ったほうがいいのでは？」「何かしなくちゃいけないことがあるのでは？」と気分が落ち着かなくなります。

このとき、帰宅願望と共に患者さんに出やすくなるのが「徘徊」です。

「家に帰ります」と出て行ったはいいけれど、帰る場所がわからなくなりやみくもに歩き続けたり、「買い物に行ってくる」と出かけたはいいものの、帰路がわからなくなって道に迷ったり。

中には、「いつ、どこ」がわからなくなる見当識障害が強く出て、「自分はなぜこんなところにいるんだろう？　お金も払っていないのだから、早く出ていかなくては……」とその場を飛び出し、あてどなく歩きだす方もいます。

うちのクリニックの患者さんだと、土岐市にお住まいの方が、15㎞離れた恵那（えな）市まで歩いたこともありました。

別の患者さんのご家庭では、徘徊防止のためにすべてのドアと窓をダブルロックにしたところ、どこからも出られずに苛立った患者さんが、窓を割ろうとして、トンカチを持ち出したこともあるそうです。

先ほどもお伝えしたように、徘徊や帰宅願望は夕方前後に出やすくなることから、これらの症状を「夕暮れ症候群」と呼ぶこともあります。

グループホームでも、夕方が近くなると、入居者さんたちが「そろそろ帰りますわ」「それじゃ、私も……」と一斉にソワソワしだすので、スタッフはかなり大変です。

ただ、スタッフはプロですから、患者さんたちの出ていきたい気持ちを一旦落ち着かせるテクニックを持っています。それが、「患者さんの視点をずらす」ことです。

認知症が進行してくると、一度にひとつのことしか考えられなくなります。

ですから、帰りたいと言う方には、「息子さんが迎えに来ますから、それまでお茶を飲みましょう」と関心をお茶に向けます。すると患者さんは帰ることを忘れて、お茶を飲むことに専念します。

お茶への関心が薄れて、また「帰りたい」と言い出したら、今度は「息子さんのお迎えがちょっと遅れてるみたいだから、食事をして待っていましょう」。食事への関心が薄れたら、「息子さんが来る前に、お風呂に入りましょう」。入浴が終わったら、「今日は遅いので、一晩泊まっていってください」。

すると、「ほうかね？　じゃあ、そうしようかな」と患者さんは落ち着いてくれることが多いのです。

出ていこうとする患者さんを力づくで止めることはできませんから、このテクニックをぜひ覚えておいてください。

グループホームの効用

患者さんに帰宅願望や徘徊が出てくると、ご家族が家で看るのは、なかなか難しくなります。

外へ出ようとする患者さんを、家族が四六時中見張るわけにはいかないからです。

徘徊が始まると、眠りの浅い高齢の患者さんは夜も出て行こうとすることがあり、ご家族はおちおち寝ることもできなくなります。介護するご家族の人数が少ないと、ほとんど全員が寝不足になりますから、患者さんの施設入居を真剣に考えるべきタイミングでもあります。

しかし、ご家族の中には、

「親の気持ちを考えたら、家で看てあげたほうが幸せなのではないか」

と介護施設への入居をためらう方も多いものです。

大切な親だから、できるだけ長く家で看たい。

ご家族のその気持ちはとてもよくわかります。

ただ、現実問題として、徘徊が出ている患者さんを家で看るのは無理です。

さらに言えば、家で看てあげることだけが、患者さんの幸せとは言えないのではないでしょうか。

私がそのことを強く感じるのが、例えば、グループホームで暮らす患者さんたちにお会いするときです。

グループホームとは、高齢の認知症患者さんが、専門スタッフの援助を受けながら、5～9人の小ユニットで共同生活する施設のこと。

65歳以上の認知症の方、介護保険で要支援2から要介護5までの認定を受けている方、集団生活が可能な方が入居できます。

グループホームでは、患者さんが、常駐スタッフの手を借りながらも、できることは自分で行います。自立した日常生活を送ることで、認知症の進行をゆるやかにするのが狙いです。

私もときどき、グループホームに診察に伺いますが、そこでお会いする患者さんたちの雰囲気が、なんだかとてもよいのです。

みなさん、たいてい穏(おだ)やかで、のんびりとしています。

その上、いつもニコニコして、非常にかわいらしい。

流れる時間はゆるやかで、ホッとするような、独特の空気感もあります。

慌ただしい外来診察とは大違いなので、グループホームに行くと妙にリラックスして、帰り際には「もう少しここにいたいな～」といつも思うほどです。

なぜ、グループホームの雰囲気がこんなに和(なご)やかなのかというと、おそらく、急いでいる人が誰もいないからでしょう。

入居している患者さんはもちろんのんびりしていますし、生活をサポートする常駐スタッフも、患者さんのペースに合わせるので非常にゆったりしています。

でも、これが患者さんの自宅ならどうでしょうか。

介護者さんたちは忙しく、家事に、仕事に、子どもの世話に、学業にと、常にせわしなく動き回っています。若い人たちには、やらなければいけないことがたくさんあるのです。だから、ご家族は思うようにならない患者さんにどうしてもイライラしますし、患者さんも患者さんでそうした空気を敏感に察して態度がトゲトゲしくなります。

なぜ認知症患者さんと若い人が一緒に暮らすとうまくいかないかといえば、それぞれの時間の流れが違うからなのです。


加えて、家族が忙しくしている中にあって、何もすることがない、あってもできなくなってしまった認知症患者さんは、無力感や孤独をひっそり抱えています。

ところが、グループホームに入ると、仲間はみんな、自分と同じくらい「できない人」です。だから、気負うことなく、安心してその場にいることができます。誰もイライラしていないのは、そうしたことに理由があるのです。

同じテンポで過ごせるので、気の合う親友ができる患者さんも少なくありません。

　また、人には無意識のうちに自分より弱いものを守ろうとする本能が備わっているようで、自分より状態の悪い人を見ると、自然と助け合うようになります。

　トイレの場所がわからず困っている患者さんがいれば、「あの人、トイレに行きたそうだよ。連れて行ってあげて」とスタッフに教えてくれる方もいますし、外に出ていこうとする患者さんがいれば、「こっちでお茶でも飲みましょうよ」とうまく誘って出ていくのを止めてくれる方もいます。

　こんなふうに誰かのお世話をするようになった患者さんは、徐々に意欲を取り戻して、入居前より意識がシャッキリすることもあるのです。

　ですから、周辺症状が出ている患者さんの幸せを考えた場合、グループホームという選択は、決して悪くないと思います。

　そもそも、健康だった頃の親御さんなら、お子さんたちに苦労をかけてまで同居したいと考えたでしょうか？

患者さんの施設入居を悩んでいるご家族は、一度立ち止まって、そのことを考えてみてください。

早いうちから周りを巻き込んで

配偶者が認知症を発症すると、「子どもたちだけには、迷惑をかけたくない」とかたくなに年寄り夫婦だけで解決しようとすることがあります。

あるいは、認知症になった親御さんの面倒を他のきょうだいを頼らずに、たった一人で看ようとするお子さんもいます。

人に負担をかけたくない、できることは自分で……と考えたくなる気持ちはわかりますが、私が見ていると、そうした遠慮が、かえって混乱を呼び寄せるようです。

「僕たちはこれから、どうすればいいんでしょう?」

診察室でそう言うのは、アオヤギさんの息子さんと娘さんです。

アオヤギさんはアルツハイマー型認知症の70代の女性。お世話は、80代のご主人がたった一人でしていました。

しかし、突然の心臓発作で、ご主人が逝去。

離れて暮らしていた息子さんと娘さんは、お父さんの葬儀中に「帰ります」と何度も出ていこうとするアオヤギさんを見て、認知症がずいぶんと進行していたことに驚いたそうです。

「父は、『母さんのもの忘れがひどくなってきたけど、自分はまだまだ元気だから、なんとかなる』と言っていたんです。子どもたちに心配をかけたくなかったんだと思います。でもまさか、母がこんなに悪くなっていたなんて……」

診察室で、二人が嘆きます。

何より、それまでお母さんのお世話をしてこなかった二人には、この先、何をどうすればいいのかまったくわかりません。

このご家族のように、たった一人で看ていた介護者さんが亡くなり、あとに遺された患者さんとご家族が困り果てるケースは少なくないのです。

どんなことでもそうですが、「周りに迷惑をかけたくない」と一人で問題を抱え込むと、その人がいなくなったとき、関係者は一から事情を調べ直さなければいけなくなります。そうなると、調べるのに時間はかかりますし、その間、問題は棚上げされたままになります。

この場合の問題というのは、もちろん患者さんのことです。落ち着く先も決まらず、その間、適切な治療やケアを受けられないこともあります。

何より、突然介護を始めることになるご家族が、慌てふためくことになるのです。

こうなると、主介護者さんの「迷惑をかけたくないから、一人で頑張ろう」という生真面目さが、かえって、他の家族に迷惑をもたらすことになりかねません。

昔から「世間様には迷惑をかけないように」といわれますが、これは裏を返せば、「迷惑をかけていいのが家族」ということではないでしょうか。

人間、歳をとれば、誰だって周りにお世話をかけます。

どうせかけるなら、早めに家族を巻き込んでおいたほうが、巻き込まれるほうもラクなのです。

相談できる家族や親戚がいない方は、ケアマネージャーを通じて、ヘルパーさんなどを手配してもらって、どんどん家の中に入ってきてもらってください。

近年は、一人っ子のお子さんだけで認知症の親御さんを看ているケースや、定年退職後の息子さんが一人で介護するケースも増えてきました。

特に男性の場合、仕事でもないことを人に相談するのに慣れていないため、何もかもを一人で抱え込み、深刻な介護ウツになる方が多いようです。

認知症介護は、一人や二人では絶対に無理です。

そのことは、必ず心に留めておいていただきたいと思います。

「夫婦で認知症」がうまくいくことも

超高齢化社会に突入した日本では、年老いた夫婦が共に認知症というご家庭も増えてきました。

周りからすると「そんな夫婦の暮らしは、さぞかし大変だろう」と思いがちですが、意外にも、これがうまく回っているケースもあります。

コガさんご夫妻は、共に80代。

どちらも、中等度のアルツハイマー型認知症です。

ご夫婦で共に認知症の方は、だいたい、同じレベルの症状が出ていることが多いのですが、コガさんたちもこのケースに当てはまっていました。

一人娘であるお嬢さんは他県の嫁ぎ先でお舅さんの介護をしているため、実家にはあまり帰ってこられません。

そのため、コガさんご夫婦は、ヘルパーさんの助けを借りながら、二人だけで暮らしています。

私はときどき訪問診療に伺うのですが、このときのお宅の空気感というのが、穏やかで、のんびりしていて、とてもいいのです。

お二人のとぼけたやりとりもほほえましく、お邪魔するたびに、つい笑わされてしまいます。

先日お邪魔したときは、ヘルパーさんが用意した食事を済ませた跡が、明らかにテーブルに残っているにもかかわらず、

「お父さん、今日はまんだ、晩ごはん食べとらんよねぇ」

と奥さん。すると、ご主人も釣られて、

「ほうか……食べとらんかったな。ほな、食べよか」

と奥さんと一緒に冷蔵庫を開けて、食べるものを探し始めます。

あるいは、ご主人が、

「さっきは母さんが『トイレが間に合わん』と言うから、私がおまる代わりのバケツを用意して……」

と言えば、奥さんは、

「この人が、水の入ったバケツを持ってヨタヨタ歩くもんで、廊下が濡れて濡れて。拭いて回っとるんです」

とあきれたようにぼやきます。

こんな具合で、文句を言い合いながらも、なんとなく生活が回っている。

似たようなレベルで迷惑をかけ合っているから、「お互い様」であまり腹も立たずに、自然に不足を補い合えるようです。

これが、夫婦のどちらか一方だけが認知症となると、介護する側の負担が大きすぎて、たちまち家の中が殺伐（さつばつ）としてくるのですが……。

やはり、お互いに同じくらい迷惑をかけ合うというのが、精神的にもいいのでしょう。

こんなふうに、もの忘れが出てきた患者さん同士は、一人では無理でも、二人ならなんとか暮らしていけることがあります。

もちろん、ヘルパーさんなど、外部の手を借りることが前提ではありますが。

とはいえ、認知症は進行しますし、そもそも年齢的に身体の無理がきかなくなってきますから、やがては二人での生活が成り立たなくなるときがやってきます。

お子さんには、定期的に親御さんの様子を見ながら、手を差し伸べるタイミングを慎重に見極めていただければと思います。

気づけば実家がゴミ屋敷に……

久々に実家に帰省したら、家が「ゴミ屋敷」になっていた。

ここから、お子さんが親御さんの認知症に気づくことも少なくありません。

80代のトリカイさん（女性）は、中等度のアルツハイマー型認知症。

離れて暮らす娘さんが一年ぶりに帰省したところ、トリカイさんが一人で暮らす実家には、洗剤やサランラップなどの大量のストック、見たことのないような食器やガラクタが溢れ、足の踏み場もなくなっていたそうです。

「うちの母はもともと几帳面で、いつも家中ピカピカにしとったんです。でも、昨年、父が亡くなってから、ちょっとおかしくなってきたみたいで……」

溢れるゴミの中にポツンと座ったトリカイさんは、ひたすらボーッとしていたそうです。

このように、認知症が進行すると判断力が低下して、何を捨てるべきかわからなくなり、片づけができなくなることがあります。中には、自制力の低下から収集癖が強く出て、ゴミ収集所から気に入ったものを持ち帰る人もいるようです。

トリカイさんの場合、ご主人が亡くなった喪失感に加え、一人暮らしになって人目がなくなったことから、「きちんとしなければ」という緊張感もなくしてしまったようです。そうした気のゆるみが認知症の進行に拍車をかけて、あっという間に家がゴミ屋敷化してしまったのだと思います。

ただ、ゴミ屋敷化が深刻になったのは、お子さんに遠慮した結果……という可能性もあります。「自分のことはできるだけ自分でしなければ、子どもに迷惑がかかる」と考える親御さんほど、ゴミ出しや片づけを頼めないからです。

離れて暮らしていると、こまめに帰省するのはなかなか難しいと思います。

そうした場合は、こまめに電話をして声を聞かせてあげるだけでも、親御さんの心にはハリが出るものです。

お子さんが親御さんに寄せる関心こそ、認知症の進行を食い止めてゆるやかにする何よりの薬です。

お風呂に入らなくても、寝なくてもいいんです

周辺症状が出る時期になると、風呂ギライになる患者さんが多いようです。

昔からお風呂が大好きな人でも、徐々におっくうがるようになります。

どうやら、服を脱いで、体を洗って、頭を洗って、体を拭いて、髪の毛を乾かして……こうした動作のひとつひとつが大変になるようです。

私もかつては「自分の介護施設をつくったら、患者さんには、毎日入浴してもらえるようにしよう」と思っていましたが、実際に始めてみると、毎日のお風呂は患者さんからの拒否が強く、1日おきの入浴で満足なようです。

しかし、ご家族の中には、

「うちのおじいちゃんが、ぜんぜんお風呂に入ってくれない」

とお困りの方も多くいます。なんとなく不潔な感じがして、気持ちが悪いのでしょう。

ただ、私はそうしたご家族に対して、

「まぁ、お風呂は入らなくても大丈夫ですよ。放っておいていいと思います」とお伝えしています。

歳をとると、若い頃と違って、汗も皮脂もたいして出ません。だから、お風呂に入らなくても、あまり臭わないのです。

ちなみに、うちのクリニックの外来患者さんの中には、最長で2年間入浴を拒否し続けた方がいます。

しかし私は、ご家族に言われるまで、その方がお風呂に入っていなかったことにまったく気づきませんでした。全然、臭くなかったのです。

ただ、服や下着は垢じみてくるため、こちらは着替えなければかなり臭います。

訪問診療で診ている患者さんに、数カ月間、同じ服を着続けた方がいたのですが、こちらはけっこうニオイがきつく、さすがに参りました。

ですから、患者さんが入浴を嫌がるなら、下着はこまめに替えてもらうとして、ときどき体を拭いてあげる程度で十分です。

3ヵ月間、まったくお風呂に入らなかった女性患者さんが、ある日突然、思い出したように入浴して、「ああ、さっぱりした」と浴室から出てきたというケースもあります。

ですから、このあたりはあまり神経質にならずに、患者さんに無理強いしないほうがいいでしょう。

患者さんやご家族に実害がないのであれば、放っておいて大丈夫です。

もうひとつ、放っておいても大丈夫なのが、患者さんが「寝ない」こと。

「うちのおばあちゃんは一晩中ゴソゴソ起きているみたいなんです。睡眠薬が必要ではないですか？」

診察室でご家族に、そう言われることがあります。

「おばあちゃんがゴソゴソしていて、ご家族が眠れませんか？」

と私が聞くと、多くの方が、

「いえ、そこまでではないんですけど、寝ないと体によくないんじゃないかなぁって思うんですよ」

と答えます。患者さんの睡眠不足を心配されているんですね。

しかし、高齢の患者さんは4~5時間も眠れば十分ですし、昼寝をしている方も多いですから、睡眠不足に関してはさほど心配いりません。

ですから私は、

「ご家族が眠れていて、患者さんが徘徊したり変なものを口に入れたりということがないのなら、このまま様子を見ておいてください」

とお伝えします。

ここでむやみに睡眠薬を使うと、患者さんが転倒する危険性が高くなります。また、せん妄（意識障害）が強く出て、認知症の症状が悪化することもあるので、使わずに済むなら使わないほうがよいのです。

ですから、患者さんが危なっかしい行動をせず、介護者さんの睡眠を妨げないなら、これも放っておいて大丈夫。

患者さんの夜間の行動が怪しくなってきて、ご家族が眠れないようなら、改めて主治医に相談してください。

周りを困らせる人、好かれる人

周辺症状が出てきた患者さんは、意図せず周りの方を困らせますが、それでも、医療関係者に最後まで好かれる方がいます。

それが、礼儀正しい方です。

タケヤマさんは70代の男性で、中等度の血管性認知症を患っています。

家では暴言が多く、お子さんやお孫さんに怒鳴り散らしているそうですが、診察室や介護施設にいるときは、礼儀正しく挨拶をしてくれます。

診察の前には必ず、「お願いします」。

診察が終われば、「ありがとうございました」。

当たり前のことのようですが、認知症になると、こうしたことも忘れる方が多いです。

しかし、タケヤマさんのように忘れない方というのは、昔、厳しく礼儀作法を躾けられたのでしょう。

「三つ子の魂、百まで」は本当で、幼い頃の躾は、認知症になっても残るのです。

そのため、躾がしっかりなされた方は、認知症になっても、どことなく品があります。

オナガさんは、アルツハイマー型認知症の80代の女性。

服がうまく着られなくなる着衣失行の症状があり、ときどき季節感や色合わせを無視したコーディネートをします。

けれど、着こなしそのものはきちっとして、髪に乱れもありません。

姿勢もピンとして、凛としています。

「これだけ長生きする時代だからこそ、人生の最初の躾が大事になるんだろうな」

タケヤマさんやオナガさんを見ていると、私はそう思わずにいられません。


そういう意味では、非常に残念なのが、80代以上の男性患者さんです。

彼らの特徴を表すと「わがまま」のひと言に尽きます。

例えば、クリニックで看護師さんが「体重を量りましょうか」とお願いしても無視をする。

手を引こうとすれば、乱暴に突き飛ばす。

「お薬を飲みましょう」とお願いしても、「いらん」と言う。

あまりのわがままに、正直、同じ男としてあきれるほどです。

こうした患者さんは、残念ながら、介護現場でも大変嫌がられます。

ちなみに、この手の男性患者さんは、食事、着衣、掃除、洗濯、家計など日常生活はまったく自立できていません。すべて奥さんに依存して、何から何までやってもらいます。

ただ、80代以上の男性の多くの方がこうなのは、男尊女卑の考え方が主流だった時代に育ったから……という時代背景もあります。要するに、自分の世話は自分ですることを躾けられなかったのです。

一方の女性も、「女性は男性を陰から支え、善き母として子育てし、家事にいそしみ家庭を守る」と教育されてきたため、どれだけわがままなご主人でも、耐えることが身についています。

時代の制約とはいえ、こうした過去の躾が、現在の認知症介護を困難にしている側面があります。

こうした躾は、この先、できるだけ変えていきたいものです。

妻は夫を忘れ、夫は妻を忘れない

現在、80代以上の男性の多くは、奥さんに尽くされることに慣れています。

そのせいか、男性の認知症患者さんの場合、奥さんが亡くなると、「おっかあ、どこいった?」といつまでも探し続ける方が多いものです。

これはおそらく、彼らの奥さんが、かいがいしくご主人に尽くしてきたからではないか……と私は思っています。

例えばご主人が「背中がこわばって眠れない」と言えば、奥さんが一晩中、寝ずにさすってあげる。それが連日続いても、文句を言わずにひたすらさする。

そこまでして尽くしてくれた人のことを、どうやら人間は、最後まで忘れないようです。

認知症になると本当にいろいろなことを忘れてしまいますが、自分を生かしてくれる大切な相手だけは、最後まで忘れずに覚えているのです。

一方で、「おっとう、どこ行った？」と言い続ける奥さんには、ほとんどお会いしたことがありません。

どうやら女性は、ご主人にはさほど執着されないようです。

これは、奥さんに尽くしてかいがいしく世話をしたご主人がとても少ないからだと思います。

だからなのか、ご主人に先立たれた奥さんの多くは、背中に羽が生えるようです。

例えば、うちの外来の女性患者さんの近所には、「後家会」なるものがあります。

ご主人を亡くされた奥さんたちが定期的に集まって、ワイワイとお茶を飲みながら女子会をするのです。

これが、のびのびとした笑いに溢れ、実に楽しそうなのです。

気を遣い続けたご主人から解放されて、開放的になるのかもしれません。

ところで、私は数年前、牡蠣にあたったことがあるのですが……。

下痢と嘔吐を繰り返して夜中に何度もトイレへ這っていく私をよそに、妻は高いびきでグーグー寝ていました。

ですから、私がもし認知症になったら、おそらく妻のことは早々に忘れてしまうのではないかと思うのですが……。

でも、それでいいのでしょう。

お互いに睡眠時間を削ってまで、尽くしすぎない。今はそういうことが許される、幸せな時代なのです。

これからは内縁関係の時代？

診察室で近頃増えたと感じるのが、初婚の相手と死別し、次のパートナーさんと暮らす方です。

そうした方の多くが、相続の問題もあって、結婚はせず内縁関係のまま暮らしています。

とはいえ、暮らしぶりは完全に夫婦そのもの。

どちらかが認知症になれば、お子さんではなく、パートナーさんが面倒を看ることも多いようです。

ある男性患者さんは奥さんを亡くしたあと、内縁の女性と暮らしていました。

男性には亡き奥さんとの間のお子さんが2人いますが、共に結婚して外に家庭を持っています。離れて暮らしていますから、認知症を発症した男性のお世話は、すべて内縁の女性が看ていました。男性が亡くなるそのときまで、ずっとつきっきりでお世話していたのです。

その献身ぶりは長年連れ添った夫婦そのもの。

うちのクリニックのスタッフも「なかなかあそこまではできんよね〜」と感心するほどでした。

しかし、男性の死後、彼女は何ひとつもらえずに、それまで暮らしていた家を追い出されてしまいました。

お子さんたちが「結婚してなかったんやろ？　だったら、他人でしょう」と、それまでお父さんのお世話を懸命にしてくれた人を、冷たく突き放してしまったのです。

なんとも腹立たしい話ですが、法律をなぁなぁにして暮らしていたがために、こうした事態に陥ってしまったわけです。

ですから――これは内縁関係で暮らしている高齢者さんにぜひお願いしたいのですが、相手を大切に想うなら、「これくらいお金と、住む場所は遺します」と、きっちり書面で遺言を残してください。

ある程度認知症が進行すると、法的な文章が書けなくなるので、できるだけ早いうちからやっておいたほうがいいでしょう。


もし遺言がなくても、一緒に暮らしていたことが証明できれば、内縁関係でも遺族年金がもらえるケースもあります。

この場合は、日本年金機構に、内縁関係を証明する資料を提出して認めてもらわねばなりません。資料というのは、健康保険の扶養であることを証明する健康保険被保険者証や、連名で届いた郵便物、内縁関係の方が喪主となった葬儀の会葬御礼の書類などです。

このとき、国や自治体に申請して発行してもらう「同居証明書」があると、遺族年金の申請が通りやすくなることもあります。ですから、入籍しないのであれば、婚姻届けの代わりに、こうした証明書を取っておくとよいと思います。

日本のような長寿社会では、これからますます、事実婚で最期を終えるカップルが増えてくるでしょう。

そのときに、遺される相手のためにできることを、しっかりと準備しておく。これは、ボケる側の責任だと思います。

第4章 決断の冬
【末期・重度】

失禁・弄便などが見られるようになり、
やがて患者さんは、
一日中、ぼんやりするように。

人生の終幕を迎える、
静かな気配が近づいてきます。

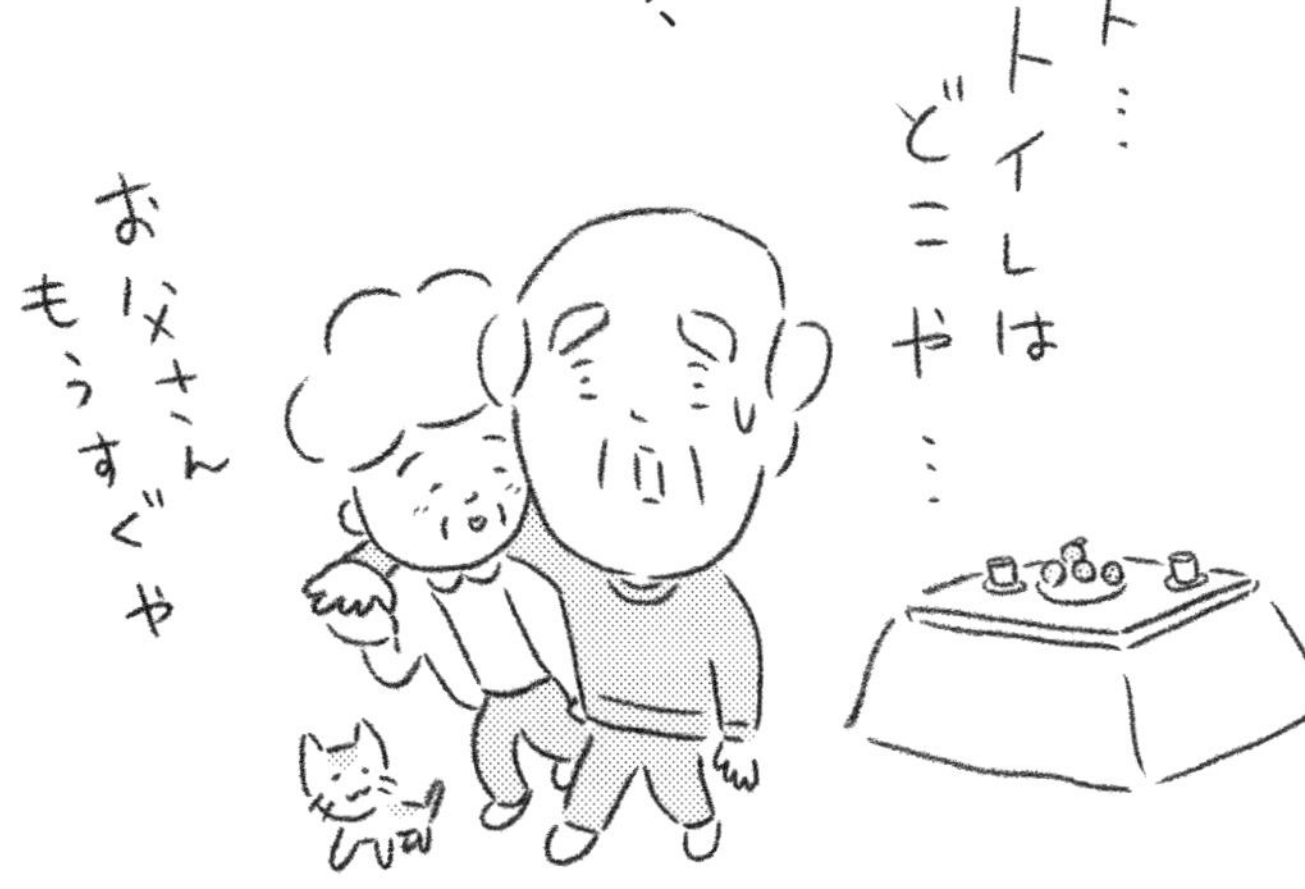

物事への関心が薄れ、生活のすべてに介助が必要になる

結局のところ、認知症患者さんの最後はどうなるのか？

意外なことに、多くのご家族はこのことを想像しません。

それ以前の段階で起こること——暴言やモノ盗られ妄想、徘徊など——を耳にした時点で、頭の中が恐ろしさでいっぱいになり、その先を考えられなくなるのでしょう。

ですから私が、

「どんなに攻撃的でアクティブな患者さんも、やがては落ち着いて、一日中ぼんやりするようになります。そのあとは、次第にものを食べられなくなって、静かにお亡くなりになります」

そう告げると、ご家族は、どこかホッとします。

介護生活の終わりが、なんとなく見えるからでしょう。

認知症の末期になると、これまで顕著だった患者さんの記憶障害はだんだん目立たなくなってきます。病気の進行に伴い意欲が低下して、物事への関心が薄くなるせいです。そのため、患者さんは何度も同じ話を繰り返したり、話を聞き返したりすることがなくなります。あまり話をしなくなるので、記憶障害が目立たないのです。

あらゆる物事への関心が薄れるので、家族にもさほど関心を示さなくなります。話しかけても生返事しかせず、ぼんやりすることが増えていきます。やがて、コミュニケーションを取ること自体が難しくなっていきます。

この段階になると、身体的な介護も必要になってきます。

患者さんは一人で歩くのもおぼつかなくなり、ちょっとした移動でも支えが必要になってきます。こうなると、トイレや入浴にも介助が必要です。

やがて、喉の筋肉がこわばって食事が飲み込めなくなる嚥下障害も出てきます。その結果、誤嚥性肺炎を繰り返す患者さんもいます。

そして最終的には、ほとんどの時間をベッドの上で過ごすようになります。

このとき妙な延命処置をしなければ、まるでロウソクの炎が徐々に小さくなって消えていくように、患者さんは実に静かに、穏やかに、人生の舞台から退場なさいます。

いつまで家で生活できる？

「できるだけ長く家で看てあげたい」

そう考えるご家族は多いものです。

住み慣れた自宅で家族と過ごすほうが、患者さんがホッとすると思うのでしょう。

ただ、介護負担が限度を超えても、頑張り続けようとする方がいるのは困りものです。

90代のフジワラさん（女性）は、末期のアルツハイマー型認知症。

帰宅願望や徘徊も落ち着き、最近では家でボーッとしている時間が多くなっています。

歩行介助や食事介助も必要になってきました。

そんなフジワラさんの面倒を、一人で看ているのが同居の娘さんです。

昼間はお勤めがある娘さんは、フジワラさんにはできるだけデイサービスに行ってもらい、夕方から翌朝にかけて食事やトイレのお世話をします。

困るのは、夜になると、フジワラさんが頻繁に娘さんを起こすことです。娘さんは1~2時間おきにお母さんをトイレに連れて行ったり、眠れないといえば話し相手になったり、外に出たがるお母さんに付き合って深夜の散歩をしたり。

そのせいでコマ切れにしか眠れず、久々に診察室でお会いしたときはひどい顔色をなさっていました。

「そろそろ自宅での介護は限界だと思いますよ。お母さんを施設へ預けることも考えてみませんか？」

私は、娘さんに提案しました。

「でも……」と娘さんはためらいます。

「うちは、父が早くに亡くなったので、母は女手ひとつで私を育ててくれたんです。だから母のことは、できるだけ長くうちで看たくて……」

親孝行をしたいがために、なかなか手離せないというわけです。

「だけど、あなたはもう十分に頑張ってますよ。それより、健康だった頃のお母さんが今のあなたを見たら、きっとすごく心配するんじゃないかな？」

私は娘さんにそうお伝えしましたが……。

娘さんは、やっぱり大切なお母さんの顔を見ると、どうしても施設に預けるのがためらわれるのだと言います。

こういうときはまず、各ご家庭の「介護力」について考えてもらいます。

いつまで患者さんを自宅で看られるかは、介護力にかかっているからです。

介護力の判断基準はいくつかありますが、もっとも重要なのが「介護者の人数」です。

介護者が多ければ介護力は高くなり、少なければ介護力は低くなります。

中でも介護力が高いのが、仕事をしていない配偶者さんがいて、さらに同居もしくは近居に介護を手伝える娘さんが複数いるご家庭です。

こうしたお宅では、主介護者である配偶者さんを、娘さんたちがこまめに休ませながら、実にうまく介護をこなします。積極的に関われる人数が多いので、比較的長く家で看ることが可能です。

ただし、お子さんが複数いても、息子さんだと、あまりアテになりません。息子さんたちの多くは働き盛りで家にいないからです。

フジワラさんの娘さんのように介護者が一人しかいないケースも、当然ながら、介護力が乏しいと言わざるをえません。

たった一人しかいない介護者が倒れれば、それまでだからです。

結局、フジワラさんの娘さんには、私がドクターストップをかけました。

似たような状況に陥っているご家庭は、やはり患者さんの施設入所を考えるべきなのです。

特に、患者さんを看ているのが、配偶者さん一人の場合は要注意です。

離れて暮らすお子さんは、「オフクロが看てるから大丈夫だろう」「お父さんがそばにいるなら平気かな」となんとなく安心しがちです。この安心が、配偶者さんが実はすごく無理をしていることを見過ごさせてしまいます。

ですから、離れて暮らすお子さんは、「もし、患者さんが一人暮らしだったら？」と想像してみてください。

患者さんは一人でトイレに行けますか？　食事ができますか？　不測の事態があったら、誰かに助けを求められますか？

これができないようなら、四六時中、誰かがそばにいなければいけないわけですから、その時点で施設入所を考えたほうがいいのです。

デイサービスに行かないと、入所が早くなる

介護者が1～2人しかいないご家庭の場合、早い段階で患者さんの入所を検討したほうがいいと思います。

ただ、患者さんの協力次第では、比較的長く自宅で看ることもできなくはありません。

この場合の協力とは、患者さんがどれだけデイサービスを利用してくれるか、ということです。

例えば、患者さんが週に6日デイサービスに行ってくれれば、家族はその間、仕事に行くことも休息をとることもできます。すると、生活はなんとか成り立ちます。

ところが、中にはどうしてもデイサービスに行こうとしない患者さんがいます。

80代のクロダのおばあちゃんが、その一人です。

朝になってデイのお迎えが来る頃になると、毎朝のように「おなかが痛い」「気分が悪い」とぐずって、布団にもぐりこんでしまいます。わがままな様子は、まるで通園や通学を嫌がる子どものようです。

こうなると、「本当はおばあちゃんにデイに行ってもらいたいけれど、本人が嫌がってるから、無理して行かせるのもね……」とご家族はデイに預けることをためらってしまいます。

でも、ここは躊躇（ちゅうちょ）しないでほしいのです。

デイに行くことは、ご家族のためでもありますが、何より、患者さんのためだからです。

デイに行って多くの方と接すると、ほどよい刺激を受けますから、体も頭も家にいるよりずっとシャッキリします。気分転換にもなりますから、行けば行ったで、わりに楽しんで帰ってくる患者さんも多いものです。

そもそも、家族が通常の生活を営み、生計が立つからこそ、患者さんの生活を守ることができます。

ですから、ご家族としては、「本人のため」と思って、心を鬼にしてデイに送り出してください。

患者さんだって家族の一員ですから、家庭生活を回すことに、しっかり協力してもらいましょう。

体重40kgの壁

この頃になると、年齢的なこともあって、患者さんの多くは体重が落ちてきます。筋肉量がどんどん減っていくからです。

このときに気をつけなければいけないのが、薬の量。

実は、薬の適正量は、体重40kgを境に変わります。

例えば、15歳以下には小児用の量を処方するのが一般的ですが、成長が早くて体重40kgを超えるお子さんの場合は、大人と同じ量の薬を処方します。そのため、小児科には必ず体重計が置いてあり、診察前に乗ってもらうわけです。

逆に、成人でも体重が40kgを切るようなら、薬の量を減らす必要があります。でないと、副作用が出やすくなるのです。

ですから、うちのクリニックには、認知症関連の病院にしてはめずらしく、診察室に体重計が置いてあります。40kgを切っていそうな方に、乗っていただくためです。

40kgを切るなんて、よほど小柄な人だろう……と思った方も多いと思いますが、細身の高齢女性の多くがだいたいそれ以下です。

私が「体重はどれくらいですか？」と聞くと、そういう方はたいてい10～20年前の記憶で「私は48kgくらいありますよ」と答えるのですが、実際に量ってみると、38kgだったということはザラにあります。

認知症の薬だけでなく、風邪薬や抗生剤でも、体重40kgを下回ったら減量が必要になります。

ですから、「最近うちのおばあちゃん、痩せてきたな」と思ったら、ご家族は主治医に薬の量についてぜひ相談してください。

もし、「うちの親の食が進まず、体重が極端に減ってきた」と感じるなら、医師に「ラコール配合経腸用液」（大塚製薬）の処方をお願いするといいでしょう。

ラコールは、医療用流動食の一種で、体に必要な糖質、タンパク質、脂質、電解質、ビタミンなどをバランスよく含んでいます。通常の食品よりも少量で、高エネルギーを摂取できる優れものです。

ラコールを最優先で摂取すれば、必要な栄養素は十分摂れるので、食事は偏っても好きなものを食べてもらえます。これだと、介護者さんは栄養バランスを気にせず、患者さんの好きなものを作ればよいので、介護負担がグッと減るのでオススメです。

昔は、このような状態では、患者さんはお粥を食べたものでした。

しかし、お粥には炭水化物しか含まれていないので、やがて低タンパク血症となり、徐々に尿量が落ちて寿命を迎えたものです。ある意味、これが自然の流れでした。

しかし、ラコールを飲んでいれば、栄養面はバッチリ。数ヵ月経つと、患者さんの髪の毛は黒々として、毛量が増える方もいます。これは現場の医療従事者の中では公然の事実です。

トイレの失敗が、緊張の糸を切る

ミニメンタルステート検査の結果が、30点満点中15点以下になる頃。患者さんはまったく予測不能の行動に出るようになります。

例えば、ドッグフードや石鹸など、食べてはいけないものを口に入れてしまう「異食」もそのひとつです。

うちの患者さんだと、ドレッシングを丸ごと1本飲んでしまった方や、もともと飲酒をしなかったのに大量飲酒してしまった方がいました。どちらもかなり危険です。

他にも、それまでまったく料理をしなかったのに、夜中に起き出して米を磨ぎ、大量のじゃがいもをスライス状に刻みだした方もいます。

妄想や徘徊とはまた別の意味で、患者さんから目が離せなくなりますから、ご家族は常に緊張しっぱなしの状態です。

こうした中、忍耐強いご家族でも心が折れて「もう家では看られない」となるのが、トイレの失敗が出てくるタイミングです。

モトムラさん（80代・女性）は末期のアルツハイマー型認知症。

息子さんご夫婦と同居しています。

徘徊などの症状はだいぶ落ち着いてきましたが、最近のモトムラさんは、トイレに間に合わず、失敗して漏らすことが増えてきました。

「お義母さん、どうもトイレの場所がわからなくなっとるみたいで……」と付き添いのお嫁さん。

見当識障害が強く出ている患者さんだと、家の中でも迷うことがあり、トイレを探している間に漏らしてしまうのです。

室内や廊下にボトボトと糞尿を垂らしながら歩く患者さんを目の当たりにすると、どんなに辛抱づよいご家族も「そろそろ無理だな…」とあきらめのスイッチが入ります。

ご家族にとってさらに怖いのが、患者さんが汚れた下着をタンスや布団の下に隠すことです。

患者さんは、汚れ物は洗濯することや、どうやって洗うのかは忘れてしまうのですが、「トイレの失敗を誰かに知られるのは恥ずかしい」という羞恥心は残っているので、手っ取り早く人目につかないところに隠してしまうのです。

そうなると部屋中がうっすら臭いますし、臭わないときでも「どこかに便で汚れたものが隠されているかもしれない」と怖くなって、ご家族はげんなりしてしまいます。

さらに病気が進行すると、患者さんには衛生観念がなくなります。

やがては便を汚いものだと認識できなくなり、便をもてあそぶ「弄便（ろうべん）」をすることもあります。

映画『恍惚の人』（豊田四郎監督・東宝）には、森繁久彌さん演じる認知症の老人が、壁一面に便を塗りたくる壮絶なシーンがありますが、あれは決して大げさな表現ではないのです。

ある朝、起きてきたご家族が、患者さんが廊下に脱ぎ捨てた紙パンツや、トイレの壁になすりつけられた糞便を目の当たりにする。すると、今までなんとか持ちこたえていた緊張の糸が、プツッと切れるのです。

このあとしばらくして、モトムラさんにも弄便が出始めました。

息子さんご夫婦は、施設への入所をお決めになりました。

入所の決断をするのは誰？

ところで、患者さんの施設入居を最終的に決めるのは、家族の中の誰なのでしょう？

本来であれば、もっとも介護に携わっている方が決めるべきだと、私は思います。

しかし実際のところ、決定権を握るのは、配偶者さんか、面倒を看ている実子さんです。

当然といえば当然なのですが、問題は立場的に文句も言えずに介護生活に耐えているお嫁さんに決定権がないことです。

ナカニシさんのお宅の家族構成は、認知症のナカニシさん（80代・女性）、同居の息子さん、そのお嫁さん、小学生のお孫さん2人、計5人です。

息子さんは昼間仕事があるので、ナカニシさんのお世話は、ほとんどお嫁さんが一人でしています。

週に4～5日はデイサービスを利用しているとはいえ、介護者が一人しかいない状態ですから、お嫁さんはいっぱいいっぱいです。まだ手がかかる小学生のお子さんが2人いることもあり、介護負担はとうに限界を超えています。最近はナカニシさんが失禁することも増えてきて、精神的な負担もさらに重くなっています。

「そろそろおばあちゃんが入所できそうな高齢者施設を探しましょうか？　奥さんはもう十分やってるし、このままじゃ倒れちゃうからね」

診察室で私がそう言うと、ホッとしたのかお嫁さんはポロポロと涙をこぼします。

ところが、久しぶりに一緒に診察に付き添ってきた息子さんは、

「いえいえ、大丈夫です。うちの嫁は大げさなんですよ」

と、どういうわけか笑っています。

「うちの母だって、子どもを育てながら、祖父母の介護をしとったんです。ほやで、こいつにだってできるやらぁ？」

続けて息子さんが言いました。

ちょっとびっくりするのですが……未だに「親は最期まで、家で看るのが当たり前」と思い込んでいる、古臭い頭の方がいるんです。そういう方は、患者さんを他者に委ねるという発想そのものがありません。

このときは、さすがに私が、

「それはアンタがまちがっとる！　お母さんたちの世代がしてきた苦労が尋常じゃなかったもんで、そうさせたらあかんちゅうことで介護保険ができたんやからね。お嫁さんはもう十分やっとるよ。これ以上は無理させちゃあかん」

と怒りました。

そう言われた息子さんはかなり戸惑っていましたが……。

お嫁さんがいる男性の場合、ここで選ぶ道は、たいてい、次のふたつです。

「自分の忙しさを理由に、結局、何もしない」か、「もうこれ以上、俺の大事な奥さんに、つらい思いはさせられない」と親御さんを入所させるために自分が動くかです。

私も男ですし、男性にとって母親というのは特別な存在ですから、「もう少し家で看れるんじゃないか」と施設への入所をしぶる気持ちはわかります。

これが父親に対してだとそこまでではないのですが、母親に付き添っているときの男性って、びっくりするほど優しいのです。

ヨタヨタした母親に自然に手を添えて、「はい、ここに座って」「はい、立ち上がって」「鞄貸して、僕が持つから」と実に細やかに、さりげなく気を遣います。そんな姿を見ていると、ちょっとジーンとくるのですが、同時に「あなた、嫁さんには絶対にそんなことせんよな」とも思ったりもするわけです。

大好きなお母さんをとるか、それとも大切なお嫁さんをとるか。共に大事な存在だけに、男としてはやっぱりジレンマです。

ただ、私としては、血縁者ではない分、お嫁さんを守ってほしいと思います。

だって、義理の親御さんに対して言いたいことが言えない、立場的に弱い人ですから。

弱い立場の者を守るのが、人として基本じゃないでしょうか。

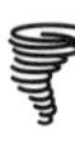

入所しても介護負担がゼロになるわけではない

できれば、自宅で介護をしたいがそれも不可能。

だからといって入所させるのは可哀そう。

そのジレンマに、多くのご家族が苦しみます。

「自分を育ててくれた親が認知症になったのだから、これからなんとか親孝行をしよう」と思っていたのに、あまりできないうちに、病気が進行してしまったのでしょう。

そうした罪悪感もあり、介護負担が限度を超しても、「自分はまだまだラクになってはダメだ」と思っている方が多いようです。

あるいは、施設に預けることは、自分を育ててくれた親を捨てるような気がして、心苦しいのかもしれません。

ただ、多くの介護者さんが勘違いしていることがあります。

みなさん、「入所させると、自分の負担がゼロになり、ラクをすることになる」と思っているのです。

ところが、実際は患者さんが入所しても、ご家族はけっこう大変です。

着替えなどを届けるために定期的に顔を出す必要がありますし、病気やケガの場合はすぐに呼び出されます。それが原因で入院ともなれば、病院に付き添う必要だってあります。

ですから私は、「入所してもご家族の負担は半分程度になるだけで、けっこう大変ですよ」とお伝えします。

そうすると、不思議とご家族は嬉しそうな表情をするのです。

ほどほどにできることがあるとわかり、安心するのでしょう。

罪悪感がなくなるんでしょうね。

そもそも、入所は患者さん自身にもメリットが多いのです。

あらゆる高齢者施設がそうですが、入所すれば、朝の挨拶だけでも多くの人と交わします。自宅にいるときより刺激が増えますから、認知症の進行予防になるのです。

さらに、施設では、たくさんのレクリエーションを用意しています。

新年会、節分の豆まき、ひな祭り、十五夜、クリスマス会といった四季ごとのイベントや、遠足、紅葉狩りなどの外出イベントも盛りだくさんです。自宅でこれだけするのはなかなか難しいのではないでしょうか。

冷暖房完備は当たり前ですし、その上、栄養の計算がされた食事に、おやつまで用意されています。私が献立を見ると、我が家の夕食よりも充実した昼食が用意されているほどで、「え……これ、いいやん！」と思わずこぼすほどです。

「入所すると環境が変わって、認知症が進行するのでは？」と心配されるご家族も多いのですが、実際はその逆です。

もちろん、認知症の種類によっては進行が速いこともありますが、その場合は、自宅にいようが施設にいようが進行します。決して、入所が原因ではないのです。

その代わり、ご家族にご協力いただきたいことがあります。

できるだけ患者さんの面会に来ていただきたいのです。

ときどき、「おじいちゃんが家に帰りたがるといけないから」と面接を控えるご家族がいますが、患者さんの帰宅願望に対しては施設のスタッフが対応します。ですから、心配せずに、どんどん面会に来てください。自分を気にかけてくれる家族がいるだけで、患者さんはとても喜びます。

まぁ、会っても5分後にはそのことを忘れてしまうんですが……。

それでも、家族に会えて嬉しい気持ちは、どこかに残るんじゃないでしょうか。

それから、ときどきは患者さんを外に連れ出してあげてください。

集団生活をする施設では、どうしても不自由な点が出てきます。好きなものが食べられなかったり、おしゃれができなかったりという点です。

ですから、ときどき、外食に連れ出したり、理容室・美容院に連れて行ってあげてください。すると、患者さんはことのほか喜びます。

身体的なケアは他人でもできますが、一緒にいるだけで患者さんを笑顔にできるのは、家族だけです。

ですから、他人でもできることは介護のプロに任せ、家族にしかできない精神的なケアに専念する。それもまた、立派な介護なのです。

ご家族は「看られるところまで看る」「できるところまでやる」。

その背後には、われわれプロが控えています。

もしも施設に要望や不満があったら、きちんと話してみましょう。

施設側が単に気がついていないこともありますから、「この点が気になって……。こうしていただけると、助かるのですが」と伝えるだけで、問題があっさり解決することもあります。

入所するとお互いの笑顔が戻ってくることも

患者さんが施設でしっかりとしたケアを受け、元気に過ごしている姿を見ると、ほとんどのご家族は「入所させてよかった」とホッとします。

入所した施設があまりにもひどいとか、他の入居者さんやスタッフと気が合わないなどということがない限り、後悔するご家族は見たことがありません。

「入所後は、お互いに笑顔が増えました」

そう言うご家庭は多いものです。

ニュースキャスターの安藤優子さんも、そうした一人です。

安藤さんのお母様は、70代半ばで認知症を発症。80歳を過ぎて、高齢者施設に入られました。

『認知症トラブル　家族の責任』（和田行男／米村滋人／五十嵐禎人／安藤優子 著　中央公論Digital Digest）によると、安藤さんのお母さんが一人暮らしをしていた時期は、犬の粗相を始末できなかったり、冷蔵庫の中で大量の食料を腐らせたりして、家の中はぐちゃぐちゃだったそうです。

ヘルパーさんに入ってもらったものの、お母さんは嫌がって拒否。

代わって、安藤さんとお姉さんが交代で、お母様の元へ出向くようになりました。しかし、それぞれに仕事や家庭の都合があり、一年経つ頃には家族だけではどうにもならなくなったそうです。

そこで、お母様の高齢者ホームへの入所を決断。

入所したての頃は、「自分の家があるのに住めない」というお母様の怒りがすさまじく、抵抗もすごかったそうです。その様子を目の当たりにした安藤さんは、「入れてしまってごめんね」と罪悪感に苦しんだと言います。

ところが、次第にお母様の様子が変わっていきました。

そのホームでは専門家を呼んで、絵画創作を習える時間がありました。

絵を描き始めてからのお母様は、次第に怒ることが減っていきます。どうやら、認知症になった自分にもまだできることがあると感じて、失っていた自信を取り戻したようです。

そんなお母様を見て、安藤さんは「昔のシャキッとしていたお母さんはどこへ行ってしまったの」と、無意識に不審の目を向けていた自分に気づきます。同時に、これまでお母様がやたらと攻撃的だったのは、それが悔しかったからではないかと思い至るのです。

また、あるときホームのスタッフに、「お母さん、笑顔がすてきですね。かわいいですね」

と言われたことで、「母は昔と変わっていなかった」と感じられるようになったと言います。
第三者に間に入ってもらうことで、認知症のお母様を見直す余裕ができたのです。

入所のよいところは、こんなふうに、患者さんの「いい面」を再び見出せるようになることです。

自宅介護をしていると、どうしても患者さんができなくなったことや、迷惑ばかりかける点が目につきますから、介護者さんはイライラし通しです。

「早く介護生活が終わってほしい」という気持ちが、患者さんに伝わることもあるでしょう。そうなると、患者さんのほうがご家族に対して「介護をさせてしまっている」という罪悪感を持つこともあります。

そのせいでお互いギクシャクして、共に攻撃的になり、家の中はどんどん荒んでいきます。そこが自宅介護のつらいところです。

けれど、入所して少し距離を取ることで、介護者さんに心身共に余裕ができれば、再び患者さんに対する優しい気持ちを取り戻すことができます。そんな介護者さんの余裕のある笑顔を見て、患者さんもまた、リラックスして笑顔を返すようになるのです。

ある男性患者さんのご家族は、施設に入所してすぐに行われたクリスマス会に、お孫さん連れでやってきました。

患者さんのお部屋で、みんなでチキンやケーキを食べたり、贈り物をしたりして、ワイワイと賑やかでとても楽しそうです。

帰り際、ご家族はスタッフに、

「久々に父の笑顔を見ることができました。家ではもうずっとこんなことがなかったから、嬉しくて……」

「やっぱりお義父さんの笑顔はいいですね。また来ます！」

そう言ってお帰りになりました。

つらい自宅介護が続けば、患者さんを憎んでしまうこともあるでしょう。

人生の最後を、憎しみで終えるのではなく、ご家族ともども笑顔で過ごせるようにする。

患者さんにとっても、それが幸せなんじゃないでしょうか。

手を出せないなら、口を出してはいけない（でもお金は出して）

「なんで施設に入れるの？　施設に入れるなんてかわいそう」

「あれぐらいやったら、まんだ家で看られるやないの？」

そんな言葉で、実際に介護しているご家族の「入所の決断」に水を差す人がいます。

それをするのは、離れて暮らすきょうだいや親戚など、ときどき患者さんの顔を見に来るだけの人です。

認知症の患者さんは、たまに会う人の前では緊張感があるせいか、態度が妙にシャッキリします。その姿だけを見て「まだしっかりしてるじゃない。なのに、施設に入れるなんて……」とわかったようなことを言うと、介護しているご家族はいわれのない罪悪感を抱くことになりかねません。

こんなふうに、たまにぽっと出て来て口だけ出す人のことを、医療現場では「ぽっと出症候群」と呼びます。

ぽっと出症候群の特徴は、普段は介護をしていないせいで、患者さんのこれまでの様子や、受けてきた治療についてほとんど知らないこと。

知らないせいで、普段介護している方や、医療・介護スタッフに対して、「ラクをしてるんじゃないか」「もっといい治療法があるのでは？」「介護サービスが不十分」と攻撃的な姿勢を見せることです。

例えば、毎日介護をしているご家族は、高齢の患者さんの歩行が不安定なことを、身をもって理解しています。だから、必死に介助しても、患者さんが転倒することがあるのを知っています。その結果、患者さんがケガをしても、ご家族からねぎらいの言葉をいただくことはあっても、スタッフが責められることはありません。

けれど、普段歩行介助をしていないぽっと出症候群の方は、「介護のプロが、なぜ転倒させるんですか！」と苦情を言い立てるのです。

しかし、私が見ていても、介護現場のスタッフの多くは、厳しい労働条件の中で、本当に頑張って対応してくれています。ときに、仕事の枠を超えて患者さんに尽くす彼らは、ご家族や患者さんがかけてくれる「ありがとう」「本当に助かります」という感謝の言葉を心の支えにしています。

そんなスタッフの心を踏みにじるような発言を、ぽっと出症候群の方は平気でします。その心ない対応により、介護現場は疲弊するのです。

私が500例以上経験している、在宅での看取りの現場でも同じです。

「患者さんが老衰で、自力で食事が摂れなくなったら、入院はせず、点滴も最小限にして、自宅で看取りましょう」

長年介護をしてきたご家族と話し合って、事前にそう決めていたのに、ぽっと出症候群の方が最期にやって来て、「なぜ入院して延命してくれなかったんですか！」と言い始めることもあります。こうなると、私は訴訟を起こされる可能性もあるわけです。

しかし医師は、在宅で患者さんを看取るために、いつ呼び出しの電話が鳴るかわからない中で生活しています。私は晩酌もしません。開業してからは、ずいぶん長い間、長期の家族旅行もしませんでした。そうして地域のための在宅医療に取り組んでいますが、そんな思いもぽっと出症候群の方は平気で踏みにじるのです。

介護家族、医療スタッフ、介護スタッフは、連携して患者さんに当たるひとつのチームです。だから、長く続けていくうちに、その関係はとても良好なものになります。

そんな関係を一瞬で壊してしまうのが、ぽっと出症候群の方です。

不思議なことに、ぽっと出症候群には、なぜか東京に嫁いだ長女さんがなりやすい傾向があります。弟である長男とその奥さんが必死に介護をしても、お姉さんは不満でしょうがない……というケースが多いようです。

また、ぽっと出症候群の方は、知り合いの医療関係者から聞いた中途半端な知識を持ち出して「その治療（介護）はどうなのか」と責めてくる特徴があるのですが、その指摘はたいてい的外れです。なぜなら、ぽっと出症候群の方に情報をくれた医療関係者は、患者さんの実状を知りません。だから、ごく一般的なアドバイスしかできません。認知症の症状は、患者さんによってだいぶ違うので、そのアドバイスが当てはまらないことが多いのです。そんなあやふやな知識を持ち出して現場に文句を言うぽっと出症候群の方は、はっきり言って邪魔でしかありません。

たまに来て、患者さん側の権利を勝手に主張したり、文句を言うぐらいなら、月に一回でも介護の手伝いをしてくれたほうが、普段介護しているご家族はよっぽど助かります。

それに、月に一度でも、診察に付き添ったり、お世話をしたりして、患者さんの現状を知れば、介護者さんやスタッフを責めるような発言はできないはずです。

介護に手を出していない人間は、口を出してはいけないのです。

普段介護をしていないご家族や親戚が出していいのは……そう、お金です！

患者さんの医療費や施設入居費、実際に面倒を看てくれている家族に「ありがとう」を伝えるための慰労費は、もう、ジャンジャン出してください。とても喜ばれると思います。

お金を出すことは、患者さんと介護家族を離れた場所から支える、とてもパワフルな方法です。

「離れていても、お父さん、お母さんを心配しているよ。支えているよ。自分も家族の一員だからね」

そんな気持ちを表したいのであれば、これに勝る方法はないと思います。

終の住処を求めない

認知症の方のための高齢者施設……と、ひとくちに言っても様々です。

そのため、「どこに入所させたらベストだろう」と、迷ってなかなか決められない方が多いようです。

なぜそんなに迷うのかというと、「終の住処」を選ぼうとするからではないでしょうか。

「この先、ずっといてもらう場所だから、できるだけ本人にとっていいところ、その中で、うちの家計で支えられるところはどこだろう?」と考え始めると、難しくてなかなか決められないわけです。

そんなときは、初めから「終の住処」を求めず、そのときどきの患者さんの状況や、ご家族の状況を考慮して、ベストなところを選ぶといいと思います。

例えば、認知症が軽度から中等度で、まだ意識がシャッキリしているのであれば、患者さんが楽しく過ごせる「グループホーム」「住宅型有料サービス」「サービス付き高齢者住宅」あたりがいいでしょう。

これらの施設の特徴は、症状が比較的軽いうちから入れることで、待遇もよく、患者さんも過ごしやすいことです。ただし、費用が高いのがネックです。

ですから、患者さんが元気なうちはこうした施設にいてもらい、症状が重くなって寝たきりになったあとは、重度の方だけが入れて費用が安い「特養（介護老人福祉施設）」や「老健（介護老人保健施設）」に移る方が多いです。

私が協力医を務めているグループホームでも、「ほんとはここにずっといたいんだけど、費用がかかるから特養に移ります」という方はかなりいますし、それでいいと思います。

介護は日常生活の一部ですから、家族の日々の生活が破綻しないようにしながら、継続することこそが重要なのです。

ちなみに、終の住処と決めた場所が、グループホームなら、ひとつ、注意してほしいことがあります。その施設が「看取り」までしてくれるかどうかを確認してほしいのです。グループホームの場合、看取りをしてくれるところと、してくれないところが、半々くらいです。

してくれないところだと、患者さんは最後の最後で「もううちでは無理なので、今すぐ病院に入ってください」「看取りもやっている、他の施設に移ってください」と言われることがあります。

突然そう言われたご家族は、すぐに入院・入所させられる施設のアテもなく、いまわの際の患者さんを抱えて途方に暮れることになります。

ですから、看取りについては、入所前に施設の考えを確認しておいてください。

若い頃の写真を飾ろう

さて、患者さんが施設入所となったら、ぜひご家族にしてもらいたいことがあります。患者さんが若い頃の写真を、ぜひ施設のお部屋に飾ってほしいのです。

90歳のキタノさん（女性）は、末期のアルツハイマー型認知症。

少し前に、とある施設に入居しました。

キタノさんのお部屋の壁は、ご家族が貼った写真でいっぱいです。お子さんたちとの日常を写したものや、親戚一同で旅行したときのもの、中には、キタノさんが女学生だった10代とおぼしき写真もあります。

「これ、キタノさん？　若いなぁ〜」

診察に行った私が言うと、キタノさんはニコニコ笑いながら当時の思い出を話しだします。

「ほうよ、多治見の女学校に行っとったんよ。私は足が速くてねぇ……かけっこが大好きで。こう見えても、陸上の選手やったんよ」

「へぇ、当時で陸上の選手って、相当おてんばだったんじゃないですか？」

「ほうやて！　自転車にも乗っとってね。まだ女は誰も乗っとらん頃やったもんで……」

当時、女学校の生徒と言えば、ちょっとしたステータス。その上、自転車に乗るような女性はかなりおてんばで、キタノさんにはそのことが誇りだったようです。

瞳をキラキラさせて話すキタノさんには、今もおてんば娘の片鱗が確かに残っています。

こういう姿を見ると、「そうだよな、昔からお年寄りだったわけじゃないんだよな。キタノさんにも若いときがあったんだ」と妙に新鮮さを覚えます。

誰にだって若い頃があるのは当たり前ですが、私は認知症の専門医ですから、患者さんがお年寄りになってからの姿しか知りません。これは高齢者施設のスタッフも同じです。

そのせいか、患者さんが元気だった在りし日の姿を知ると、ご家族が患者さんの中にどんな姿を見ているのかが、わかるような気がするのです。

何もわからなくなってしまったおじいちゃんやおばあちゃんではなく、ハツラツとして、ときには冗談なんかも言って、おんぶやだっこもしてくれて、手を引いてくれて、叱ってくれて、そうやって自分を守ってくれた、頼れる人の姿――そうした姿を見ているのが、わかる気がするのです。

ですから、うちのグループホームでは、ご家族にお願いして、患者さんの若いときの写真を部屋に置いてもらっています。

すると、医師である私だけでなく、スタッフも、これまで以上に患者さんに対して親しみが持てるのです。

それに、末期の認知症患者さんでも、昔のことは鮮明に覚えていることが多いので、写真を見ると、当時のことをご本人が積極的に話してくれます。

過去のことを思い出して話すことを「回想療法」と言いますが、これが脳を活性化する、すごくいい刺激になるのです。

ですから、昔の写真を飾ることで、患者さん自身もイキイキします。

家族は何度も繰り返し聞かされて「またその話？」という話題でも、初めて聞かせていただく私たちとしては、けっこう楽しいものです。

こちらが楽しんで聞いていることがわかるからか、患者さんも次から次へとおしゃべりをしてくれます。

このいい循環を生み出すためにも、お部屋に写真、ぜひお願いします。

人間は必ず食事が摂れなくなる

認知症患者さんというのは、身体が元気なうちは、食欲旺盛な方が多いものです。

しかし、やがては筋肉が思うように動かなくなり、嚥下困難で食事を摂るのが難しくなります。老衰によって徐々に食事量も減っていきます。

最終的には、食事自体を認識することができなくなり、命の終わりを迎えます。

つまり、人間は必ず、最後は食事が摂れなくなって亡くなるのです。

こうした当たり前の事実を、医療が進化した現在では、知らない人が増えています。

そのため、親御さんが90歳であっても、その事実を突きつけられると、狼狽するご家族が多いようです。

例えば、高齢者は風邪などのちょっとした体調変化で食事量が低下して、脱水症状に陥ります。このときに脱水を補うための点滴をすると、再び自身で食事が摂れるようになることがあります。

あるいは、体力の低下で、知らないうちに肺炎、胆嚢炎、腎盂腎炎などの感染症を患っていることもあります。このときは感染症の治療をすると、食欲が戻ることもあります。

しかし、これらを試しても効果がなければ、生命体として食事が摂れない、つまり「死」が近いということです。

認知症患者さんの場合、この段階では、自宅もしくは施設入所されていることが多いと思います。

このとき、ご家族が決断しなければいけないことがあります。

それが、「病院に入院する」か「自宅・施設での看取り」かの選択です。

迷っている時間はありません。食事が摂れない状態になれば、一日の猶予もありません。

医師から「どちらになさいますか？」と聞かれたら、すぐに回答が必要になります。

ちなみに私は、医師になってから1000名以上の患者さんの看取りに立ち会ってきました。

その経験から言えることは、この段階での「病院への入院」は避けるべきだということです。

自宅や施設の場合なら、食事が摂れなくなった患者さんに対して、医療的処置を行うことなく、自然に看取りをするという選択があります。

しかし、病院では「医療的処置をしない看取り」をする選択はありません。

そのため入院をすると、はじめに拒否しない限り、胃に管を通して直接栄養を送る「胃ろう」、もしくは首元から太い静脈までチューブを入れて栄養を送る「中心静脈栄養」を施されます。

胃ろうや中心静脈栄養を、体力が回復してまた口から食べられるようになるまでの一時的な処置として行うのなら問題ないのですが、90歳を超えて肉体の寿命がほとんど尽きている患者さんに行うのは、患者さんの苦しみを無用に長引かせてしまうだけです。

長年胃ろうで過ごした方の手足の関節が固まって折れ曲がってしまった悲惨な様子は、医師である中村仁一先生が書かれた『大往生したけりゃ医療とかかわるな――「自然死」のすすめ』(幻冬舎)に詳しいので、興味がある方はぜひ読んでみてください。

延命を望むご家族としては、ただ死んでほしくないからということで生かしてしまうのですが（中には「親の年金が欲しいから」という方もいますが……）、延命のむごさを知っている私の患者さんの中には、

「最期に病院に入れたら、化けて出るから」

と言う方さえいます。

ご家族は「誰でも最後は必ず、食事が摂れなくなって亡くなるのだ」ということを、しっかり受け止めてください。

生命に与えられた最期の安らぎ

一方、食事を摂れなくなった際に入院せず、自宅・施設での看取りを選択すると、患者さんは穏やかな最期を迎えることができます。

穏やかな最期のポイントは、患者さんに無理に食べさせようとしたり、看取りの医師に

点滴を頼んで無理に延命しようとしないことです。

ご家族の中には、「食事も水分も取れないなんて、苦しいんじゃないのか」と考える方も多いのですが、そこは心配いりません。

食事が摂れない飢餓状態や水分が取れない脱水状態が続くと、私たちの脳内ではモルヒネ様物質が放出されます。するとフワフワと心地よく酔ったような状態になり、苦しさも不安も恐ろしさも感じなくなります。つまり、最終的に食事が摂れなくなるのは、生命に与えられた最後の安らぎなのです。

それがわかっていても、「なんとなく可哀そうな気がして……。点滴だけでもお願いできませんか？」と言うご家族もいます。

ただ、この状態で、老いて細くなった患者さんの血管に無理やり針を刺し点滴を行うと、患者さんは夢うつつの心地よい状態から呼び覚まされて、苦しみの世界へと戻ってきてしまいます。

ですから、厳しいことを言うようですが、こんなとき私は「あなたの安心のために、患者さんを苦しめてもいいですか？」とお聞きします。

そうするとご家族にも納得いただけるのです。

何もしなければ、食事ができなくなってから、1～2週間程度でお亡くなりになる方が多いようです。

何もできずに見守るだけというのは思いのほかつらいものですが、この場合は、何もせずに、ただ見守るのが思いやりなのです。

昭和30年代は8割の方が自宅で亡くなっていましたが、その後は病院で亡くなる方が8割になりました。そのため、「自然な死」を見て育った人が減り、「延命できる可能性があるなら、しなければいけない」と思い込んでいる方が多いようです。

しかし、そんなことはありません。

最期のひとときに、患者さんが苦しまずにいられる選択ができるよう、ご家族にはこのことをしっかり覚えておいてほしいと思います。

人生のホスピスはない

とはいえ、「入院しない」という決断は、すぐに「死」を意味しますから、人によってはなかなか決断ができません。

私の経験では、息子さんたちにその傾向が強いようです。

娘さんたちは、「この歳まで生きたから、もう十分だよね」とすぐに決断なさいます。それまで懸命にお世話したという、ある種の満足感もあるのかもしれません。

一方で、男性はあまり介護に携わらない方が多いせいか、世間体や常識にとらわれて、大切なときになかなか決断できません。

特に、男ばかりの3人兄弟は最悪です。

一人が「自分は延命しないほうがいいと思う」と言えば、他の二人が「いや、自分はしたほうがいいと思う」「そうじゃないだろ、自分は……」と、意味のない覇権争いを繰り広げます。こうなると、緊急を要しているのに、話をまとめられません。

だからこそ重要になるのが、患者さん自身がどうしたいかという意思を、普段から明らかにしておくことです。特にお子さんが3人兄弟の場合は、これが絶対に必要になります。

できれば認知症になる前から、「口から食事が摂れなくなったら、延命はせず、自然な死を選択する」など、どんな最期を迎えたいかをエンディングノートに記しておくのがベストです。

それをする前に認知症を発症してしまったら、ご家族は（特に息子さんは）なるべく早い段階で、患者さんご本人に意思を確認してください。

それもご家族にできる介護の一環だと、私は思います。

ちなみに、現在の日本の医療では、認知症患者さんの延命拒否が認められていません。

そのため、一度入院してしまえば、病院側は延命措置を施さざるをえません。

これががん患者さんであれば、「がん対策基本法」という手厚い法律があり、終末医療としてホスピスを選択すれば、延命はせず、痛みを取り除く緩和ケアを中心に受けることができます。

しかし、今のところ認知症患者さんに、その選択肢はありません。がん患者さんのためのホスピスはあっても、それ以外の方のホスピスはないのです。

私としてはそろそろ、高齢者や余命わずかな病人の延命拒否について、真剣に検討する時期に来ていると思っています。けれど、それが認められるには、もう少し時間がかかりそうです。

それまで、大切な家族の最期は、自分たちで守らなければなりません。

そのためには知識を蓄えておくことが、本当に大切なのです。

人間の最後の務め

私が代表を務めている、経営者の集まりがあります。

以前、そこに青山学院大学の駅伝の名監督、原晋さんにお越しいただいて、講演をしてもらったことがあります。

そこで私は、「選手がものすごく変わるきっかけって、何ですか？」と質問しました。

このとき原監督にいただいた答えが、とても印象深いものでした。

今の子どもたちはインターネットやSNSで、幼い頃から様々な刺激に触れています。

そのため、どんなに感動的な話をしても、「それ、どっかで聞いた」とわかっていて、言葉ではなかなか変わらないのだそうです。

でも、唯一ものすごく変わるケースがある。

原監督がおっしゃるには、それが、「家族の死を見たとき」だそうです。

大学駅伝の学生さんは20歳前後ですから、おじいちゃん、おばあちゃんがよく亡くなる年代です。

死を間近で見た彼らは、命は永遠ではないこと、そして、看取られる方にも看取る方にも様々な後悔があることを感じるのでしょう。

そこから、練習に対する取り組みが一気に変わるのだそうです。

戦後、日本では「死」に触れる機会が極端に少なくなりました。

病院でも最後は医師が処置して、臨終の瞬間には立ち会えないことがほとんどです。

そうやって死を隠すことで、私たちの死生観はどうなってしまったか？

そのことを端的に表していると私が思うのが、第32回日本アカデミー賞最優秀作品賞を受賞した、映画『おくりびと』（滝田洋二郎監督・松竹）のワンシーンです。

主人公は、遺体に死に装束を着せて棺に納める納棺師。作中では、納棺師に転職した本木雅弘さん演じる主人公に対して、広末涼子さん演じる妻が「穢らわしい！」と叫びます。

死が穢らわしいという感性に、長年看取りを行ってきた私は、ひどく衝撃を受けました。

生まれてきた人間が死ぬことは当たり前なのに。

それが、どうしてこんなことになってしまったんだろう？

どんなに手がかかったボケたおじいちゃんも、おばあちゃんも、最後は必ず亡くなります。

食べられなくなり、うつらうつらと眠っている時間が長くなり、やがては呼吸が不規則になります。

私が看取りに立ち会うとき、お孫さんやひ孫さんがいるなら、なるべく患者さんの近くで、最期の様子を見てもらいます。

ほとんど意識のない患者さんの胸が、突然「ぜいっ」と鳴ることがあります。その手足が青ざめて、少しずつ冷たくなっていきます。

初めて死に触れる若い彼らの驚きが、そばにいる私にも伝わってきます。


私が患者さんの死を宣告すると、そこからは「旅立ちの準備」が始まります。

ご家族にも一緒に、ご遺体の身体を拭いてもらいます。

死後処置を行い、故人のお気に入りの服を着せてもらいます。

ときどきご家族に勧められて、私が故人のネクタイを結ばせてもらうこともあります。

故人が女性なら、死化粧も行います。

娘さんたちが、その顔にいつもの口紅をさすと、「ああ、元気な頃のお母さんが戻ってきたみたい」「ほうやねぇ、これがお母さんの顔やよね」と、ご家族の間に自然とあたたかな笑みがこぼれます。

「お父さんのお棺には、ずっとガマンしとったタバコを入れちゃろか」と誰かが、好きだったものの話をすれば、それならあれはどうだろう、これも好きだったね、と故人の懐かしい思い出話が始まります。

お孫さんやひ孫さんは、そんな大人たちの様子を見ています。

彼らはそこから、本やインターネットや映画からは決して学べないこと、実際に触れなければ学べないことを感じ取るでしょう。

生まれたからには、死んでいく。当たり前の命の在り方を学ぶでしょう。

そして、限られた人生の中で、自分がすべきことを知るのです。


死を通して、当たり前の生を見せること。

それが、死んでいく者の最後の務めだと私は思っています。

そして、去りゆく人の最後の贈り物を受け止めて、自らの人生の糧とすること。

それは、遺される者の務めなのです。

おわりに

最後になりますが、私の母の話をさせてください。

現在82歳。まだピンピンしていますが、母も壮絶な介護人生を歩んだ人です。

私の母は「節子」といいます。

狂言師の和泉元彌さんのお母様と、字も読み方も同じ節子です。

ちなみに、以前働いていた病棟の婦長さん2人も節子さんですが、節子さんたちの特徴は、とにかく気が強いしっかり者だということ。

私は節子という名で、気の弱い方を見たことがありません（どこかには気持ちの優しいおやかな節子さんもいるとは思いますが……）。

しかも、うちの母・節子は寅年生まれ。

気が強いなんてもんじゃありません。

未だに「アンタが医者になれたのは私のおかげ。長谷川の家がうまく回っているのは、すべて私のおかげ」と本気で言い張ります。確かにその通りかもしれませんが、ちょっとは謙遜してほしいものです。

4人きょうだいの長女として生まれた母は、とにかく責任感の強いしっかり者でした。仕事で忙しい父に代わり、認知症を発症した義父の介護を、介護保険制度のない時代に、たった一人でこなしました。同時進行で、夫や子どもだった私と姉の面倒も見ていましたから、当時は忙しいなんてもんじゃなかったでしょう。

それでも泣き言を言わず、毅然と介護をこなしました。

だから、ボケたじいちゃんは、息子や孫たちの顔は忘れても、嫁の節子の顔だけは忘れませんでした。

「あの時代に、よく一人で頑張ったね。ホントにすごいと思うわ」

私は医師になってから、母にそう言ったことがあります。

素直に尊敬の気持ちで言ったのですが、母はどこか憮然とした顔でこう言いました。

「アンタはそんな、美談みたいに言うけどね……。当時のことは、私にとっては、未だに思い出したくもないくらいつらいことなんよ」

当時は泣き言を言わなかった、母の胸の内。

実際に言葉として聞いたのは初めてでしたが、それでも、子どもだった私には、その声がちゃんと聞こえていた気がします。

私が医師を志したのは、祖父に対して「もっと何かできたのではないか」と後悔の念があったからですが、それだけではなく、母のように介護で苦労している人の援(たす)けになりたいと思ったからなのです。

今でも、診療をしていると、認知症介護をされているご家族の中に、母のように気丈に耐えている方にとてもたくさん出会います。

あるいは、患者さんが亡くなり介護生活を終えても、「あの時の自分は、本当にベストを尽くしたのだろうか」と自問し続けている方にも出会います。

そんな方々にお伝えしたいのは、「頑張るあなたの姿を、きっと誰かが見ていますよ」ということです。

特に子どもさんは、あなたの献身から、様々なことを学びます。頑張る母の姿を見て私が医師になったように、何かの形で、誰かの役に立ちたいと願う子は少なくないはずです。誰かを支える誰かを見た子どもは、自分も誰かを支えられる誰かになろうとするからです。

だからこそ、介護者は「自分が看られるところまでは看る。それ以上は、他人の手を借りる」と割り切ることも、とても重要です。

なぜなら、限度を超えても頑張るあなたを見てお子さんが育つと、その子が介護する立場になったときに、同じように限度を超えて頑張ってしまうかもしれないからです。

「何としてでも、最後まで自宅で看る」

そう強く思い込むご家族を見ると、介護経験者であるうちの母なら何とアドバイスするだろう、と私はいつも考えます。

もしも、母・節子なら……

「ちょっと、アンタ！
なんで介護サービス使わんの！
今は、介護保険制度っていう、
とっても便利なサービスがあるんやらぁ？
やったら、おじいちゃん、おばあちゃんをきっちり介護認定してもらって、
ちゃんとしたケアマネージャーさん、つけてもらえばええでしょう。
認定が通ったら、介護サービスは使えるだけジャンジャン使う。
私だったらそれで、できる限りラクするわ。
それから、専門のお医者さんにも援けてもらう。
ほうしながら、うちで看れるところまでは頑張る。
看れんくなったら、そんときは施設の人に援けてもらえばええでしょう」
ホントにその通り。
それでいいと思います。
それが、すごくいいと思うのです。

私もそのときがきたら、母に対して同じようにするでしょう。
認知症の専門医として。母の息子として。
その姿を見るであろう私の3人の娘たちにも、私がボケたら、やっぱり同じようにして
もらいたいと思います。
ほどほどで、十分です。
十分すぎるぐらいです。

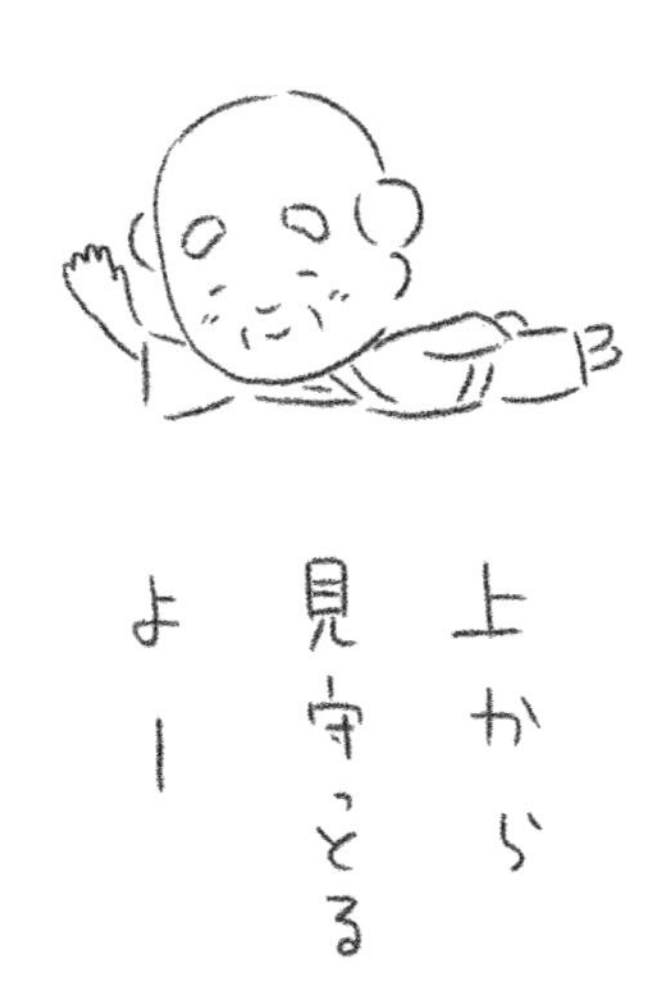
上から見守っとるよー

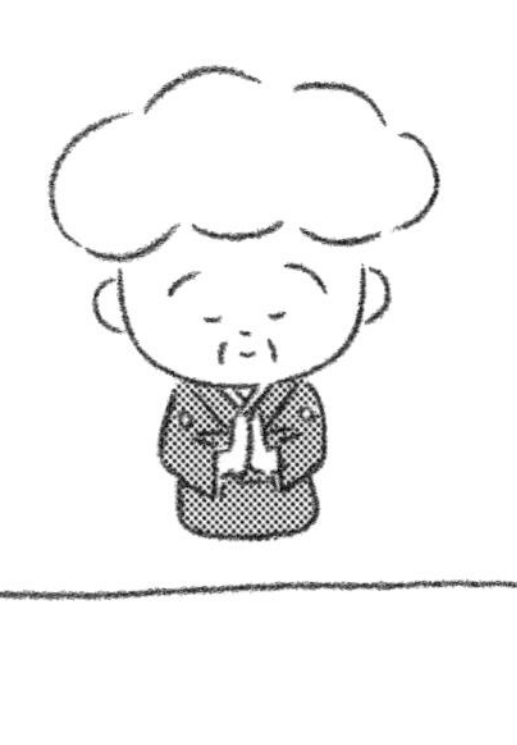

【著者紹介】

長谷川　嘉哉（はせがわ・よしや）

◉――1966年、名古屋市生まれ。名古屋市立大学医学部卒業。認知症専門医、医学博士、日本神経学会専門医、日本内科学会総合内科専門医、日本老年病学会専門医。

◉――祖父が認知症になった経験から医師の道を志し、夢を実現。病気だけでなく生活、家族も診るライフドクターとして活動し、医療、介護、社会保障サービスから民間保険の有効利用にまで及ぶ。在宅医療では開業以来、50,000件以上の訪問診療、500人以上の在宅看取りを実践している。現在、医療法人ブレイングループ理事長として、在宅生活を医療・介護・福祉のあらゆる分野で支えるサービスを展開している。

◉――主な著書に、ベストセラーとなった『親ゆびを刺激すると脳がたちまち若返りだす！』（サンマーク出版）、『認知症専門医が教える！ 脳の老化を止めたければ歯を守りなさい！』（小社）などがある。

ボケ日和（びより）

わが家（や）に認知症（にんちしょう）がやって来（き）た！ どうする？ どうなる？

2021年 4 月19日　　第 1 刷発行
2024年 9 月10日　　第15刷発行

著　者――長谷川　嘉哉

発行者――齊藤　龍男

発行所――株式会社かんき出版

東京都千代田区麴町4-1-4 西脇ビル　〒102-0083
電話　営業部：03(3262)8011㈹　編集部：03(3262)8012㈹
FAX　03(3234)4421　　振替　00100-2-62304
https://kanki-pub.co.jp/

印刷所――シナノ書籍印刷株式会社

　ISBN978-4-7612-7544-0 C0095